脳トレ・介護予防に役立つ

Recrea Books
レクリエ
ブックス

まちがいさがし
昭和の思い出編

公立諏訪東京理科大学 教授
（応用健康科学・脳科学）
篠原菊紀　監修

世界文化社

脳トレ・介護予防に役立つ

まちがいさがし

昭和の思い出編

CONTENTS

まちがいさがしは、脳を活性化させる！

脳は、いくつになっても成長し続けることを、ご存じですか？　鍛えれば活性化し、その働きがよくなっていくことは、脳科学で実証されています。脳神経科学と応用健康科学に詳しい、篠原菊紀先生にお話を伺いました。

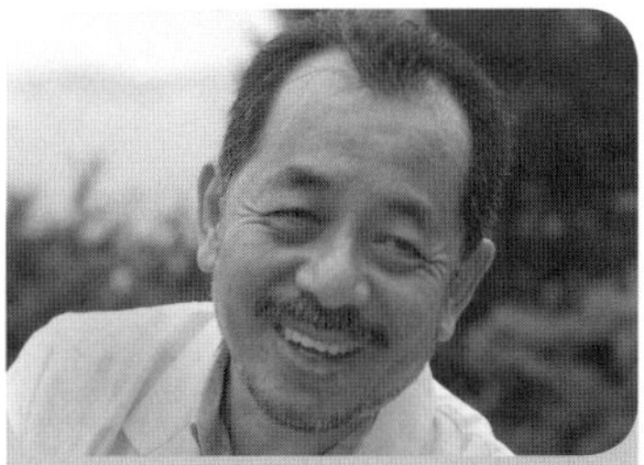

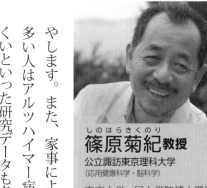

篠原菊紀《しのはらきくのり》教授
公立諏訪東京理科大学
（応用健康科学・脳科学）
東京大学、同大学院博士課程（健康教育学）等を経て、現在、公立諏訪東京理科大学教授。テレビや雑誌、NPO活動などを通じ、脳科学と健康科学の社会応用を呼びかけている。

■年を取っても脳は鍛えられる

スウェーデンのカロリンスカ研究所が、1260人の60～77歳の高齢者を2つに分け、一方には脳トレ、運動や食事の指導、血圧などの健康管理を行い（以下、A）、もう一方には健康相談のみを行った（以下、B）研究データがあります。

2年後、AとBの2つのグループの脳の働きを調べる「認知機能テスト」を行いました。その結果、Bの点数を100とすると、Aの点数は125になっていました。特に、記憶や情報を一時的に保ったまま、何らかの作業を行う「実行機能テスト」の点数は、Bを100とすると、Aは183と大きな差を示しました。

このデータからもわかる通り、脳は年を取っても鍛えられます。そして、その効果はとても大きいのです。

■脳を元気にする、4つの方法

①頭をしっかり使う

・記憶や情報を一時的に保持しながら、何らかの作業を行う、ワーキングメモリという機能を鍛えることが重要です。高齢者でも、この機能を鍛えることで、脳の力を全般的に伸ばすことができます。

②身体をしっかり動かす

・有酸素運動や筋トレは、脳細胞を増やします。また、家事による運動が多い人はアルツハイマー病になりにくいといった研究データもあります。

③食事に気をつける

・生活習慣病の予防や治療に効果のある食事が、脳を守り、鍛えるうえでも役立ちます。魚、野菜、鶏肉、果物、木の実を多くとり、脂肪の多い食品などは少なめにしましょう。

④積極的に人と関わる

・人との関わりが脳を活性化します。引きこもらず、積極的に外出しましょう。

■まちがいさがしの効果

まちがいさがしを解くには、まずしっかり見ることが必要です。このとき、注意力に関連する前頭前野や、視覚処理に関連する後頭葉が活動を高めます。また絵や図形を覚えようとすると、映像的なワーキングメモリが使われ、右の前頭前野や、記憶に関連する海馬が活動を高めます。

全体の50～75％くらいできると、やる気や意欲に関わる線条体の活動が高まります。全問解かなくても大丈夫。好きな問題から解いていってください。できることをできるように続けていくことが脳には大切です。

脳の構造

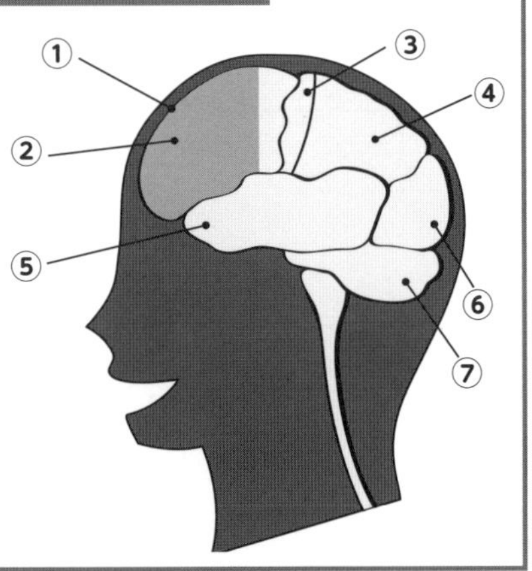

脳の働き

①前頭葉
思考、運動、言語を発する。

②前頭前野
前頭葉にある部分。考えること、コミュニケーションや感情のコントロール、意思の決定、行動の抑制、注意や意識などをつかさどる。パズルやぬり絵などに取り組むと、特に活性化する。

③体性感覚野

④頭頂葉
手足などの知覚。動きの知覚。計算をするときにも働く。

⑤側頭葉
聴覚、認識、意味・言葉を聞き分ける。文字や言葉を使ったパズルで言語野を刺激。

⑥後頭葉
視覚、イメージを働かせる。絵や図形などを注意深く見る行為が刺激する。

⑦小脳
運動調節、言語や思考などの知的な処理においても大きな働きをする。

達成度チェック！

まちがいさがしを解いて「梅の花」に色をぬろう！

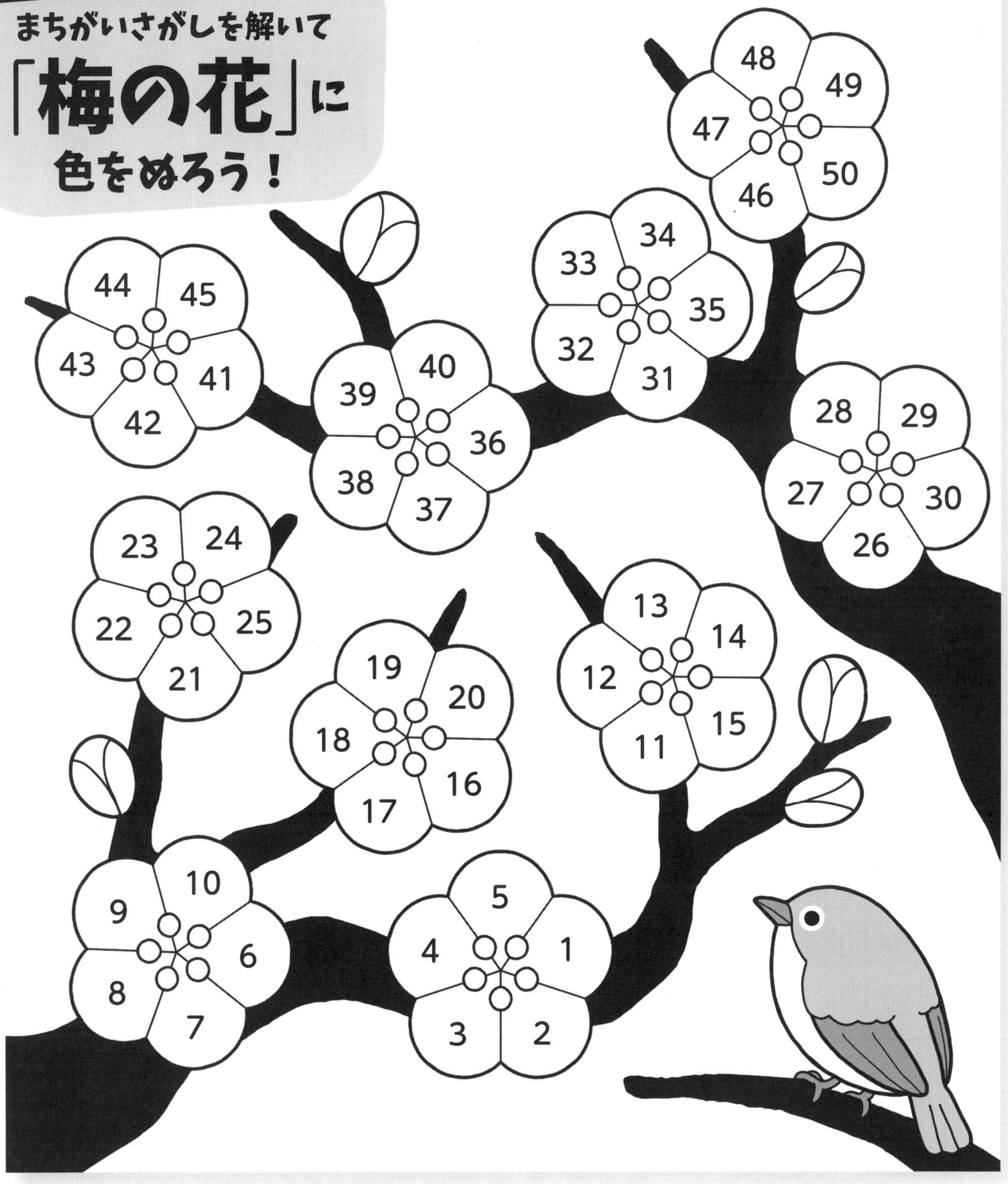

この本の使い方

★達成度を実感！　解けたら花びらをぬりましょう

解けたパズル番号の数字が書かれた花びらを上のイラストから見つけ、好きな色でぬってください。すべてぬることを目標にしましょう。

★まちがいさがしは、コピーをして複数人で楽しんでいただけます。

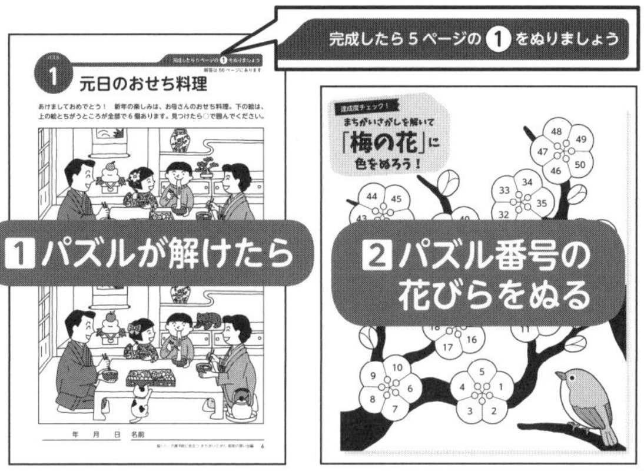

パズル

1 元日のおせち料理

完成したら5ページの①をぬりましょう

解答は56ページにあります

あけましておめでとう！　新年の楽しみは、お母さんのおせち料理。下の絵は、上の絵とちがうところが全部で6個あります。見つけたら○で囲んでください。

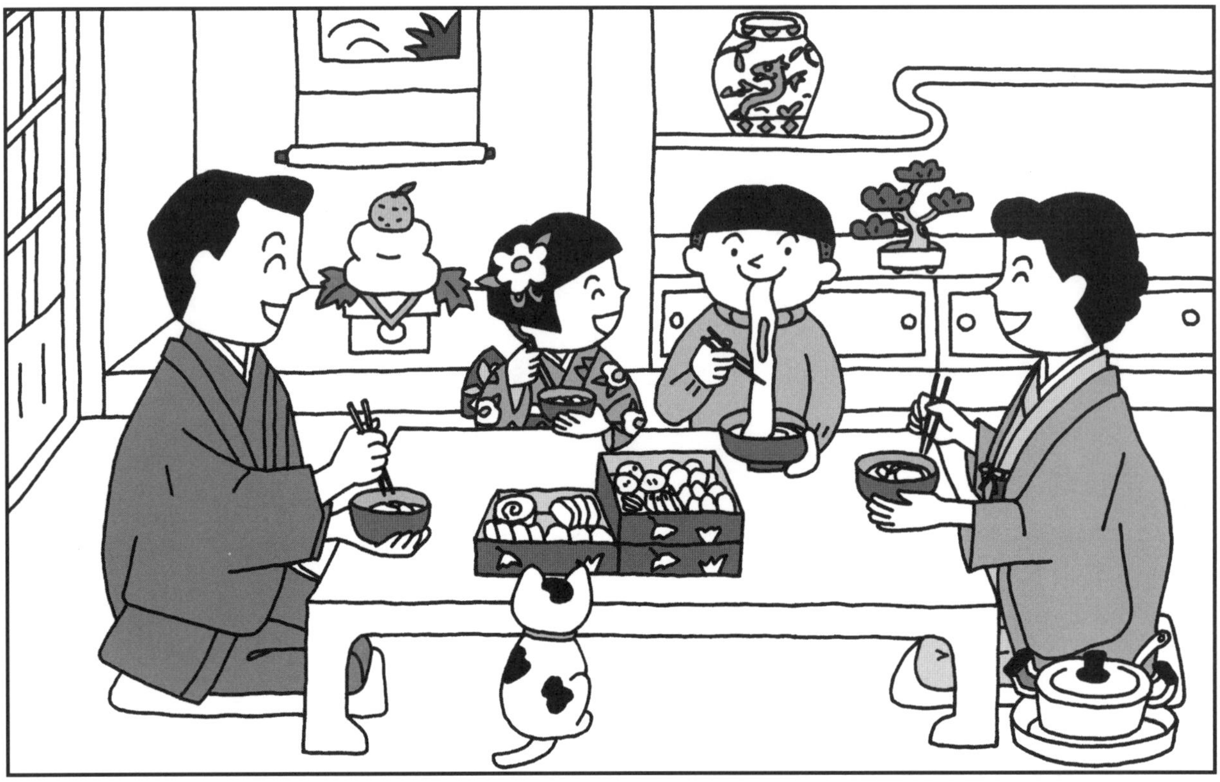

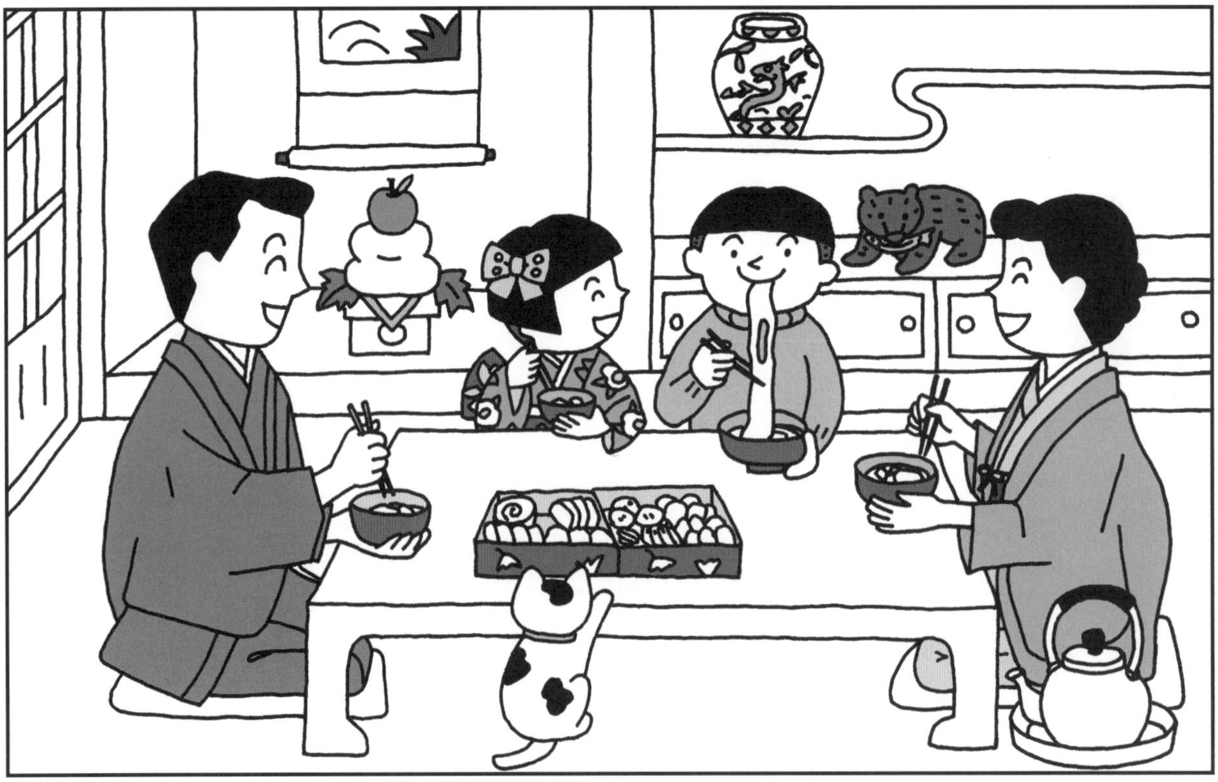

年　　月　　日　名前

パズル

2 お正月の遊び

完成したら5ページの2をぬりましょう
解答は56ページにあります

凧《たこ》揚げ、羽根つき、コマ回し。お正月の遊びにみんな笑顔です。右の絵は、左の絵とちがうところが全部で6個あります。見つけたら○で囲んでください。

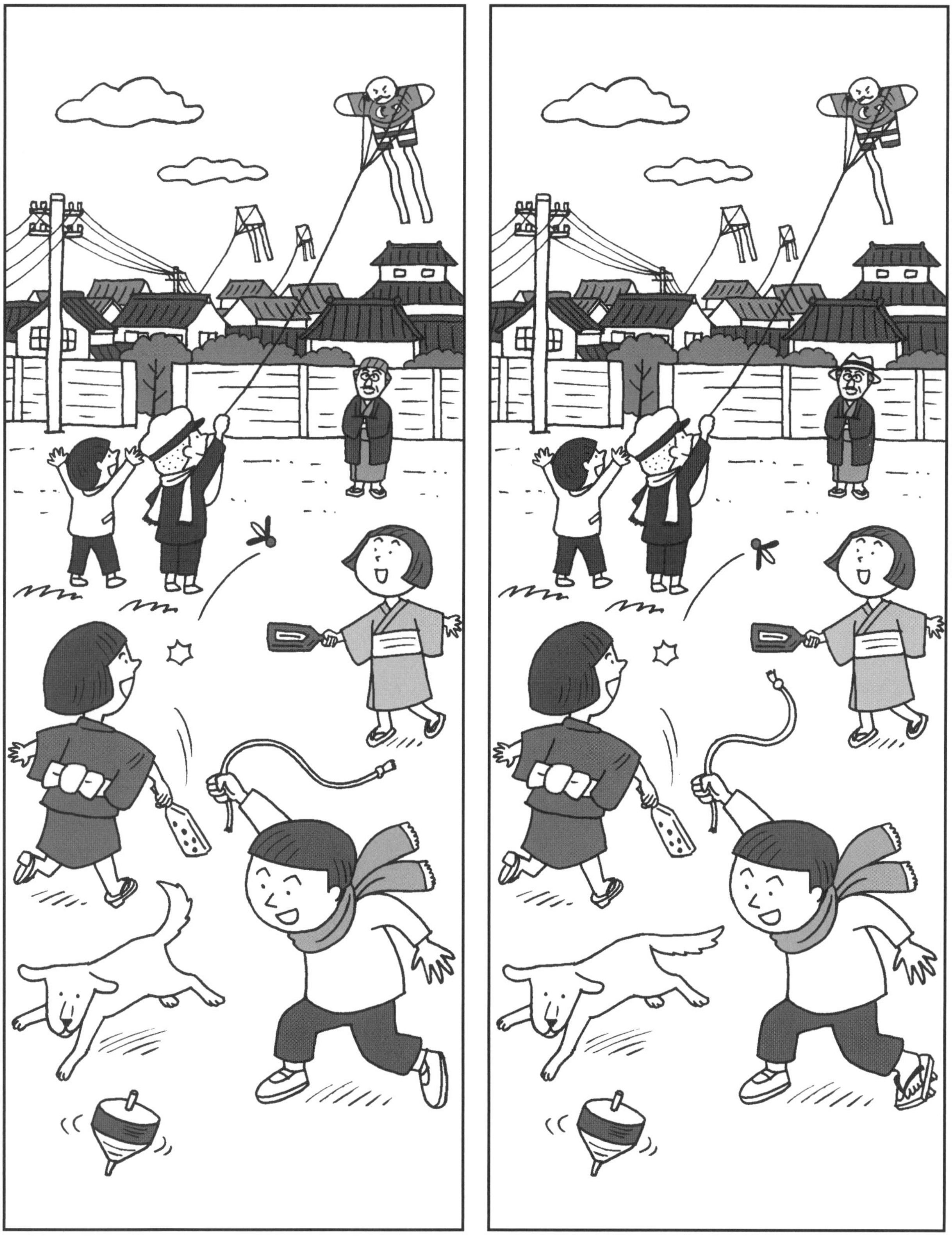

年　月　日　名前

パズル 3

完成したら５ページの③をぬりましょう

解答は 56 ページにあります

家族で初詣

今日は家族で初詣に。今年も良い１年になりますように。右の絵は、左の絵とちがうところが全部で６個あります。見つけたら○で囲んでください。

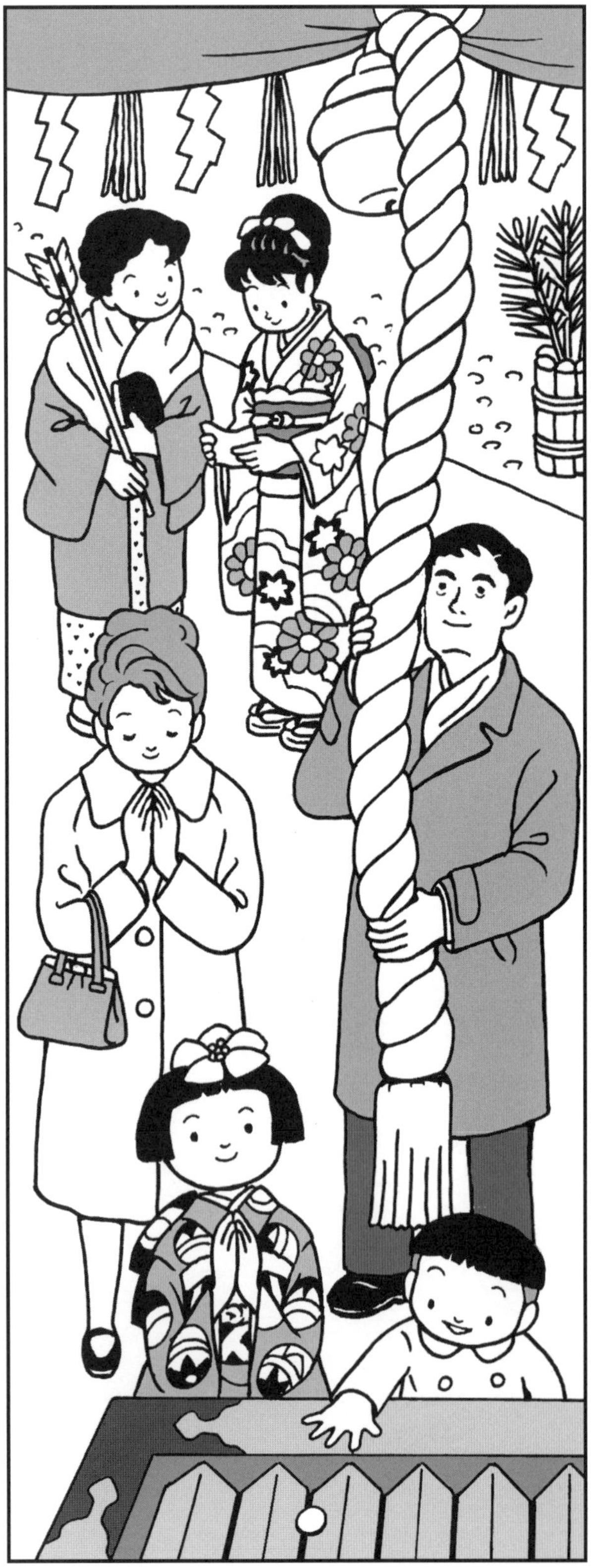

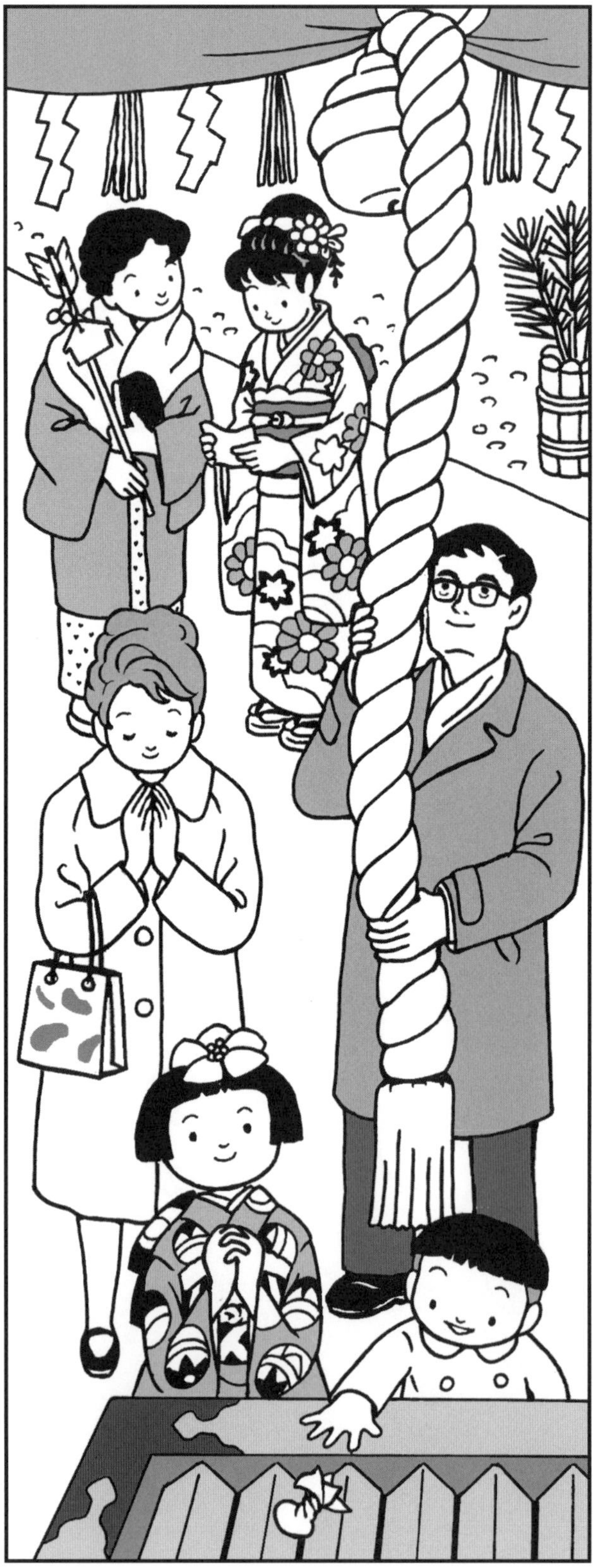

年　　月　　日　名前

完成したら5ページの④をぬりましょう
解答は56ページにあります

こたつでテレビ

みかんを食べて、こたつでぬくぬく。テレビではザ・ピーナッツが熱唱中。下の絵は、上の絵とちがうところが全部で6個あります。見つけたら○で囲んでください。

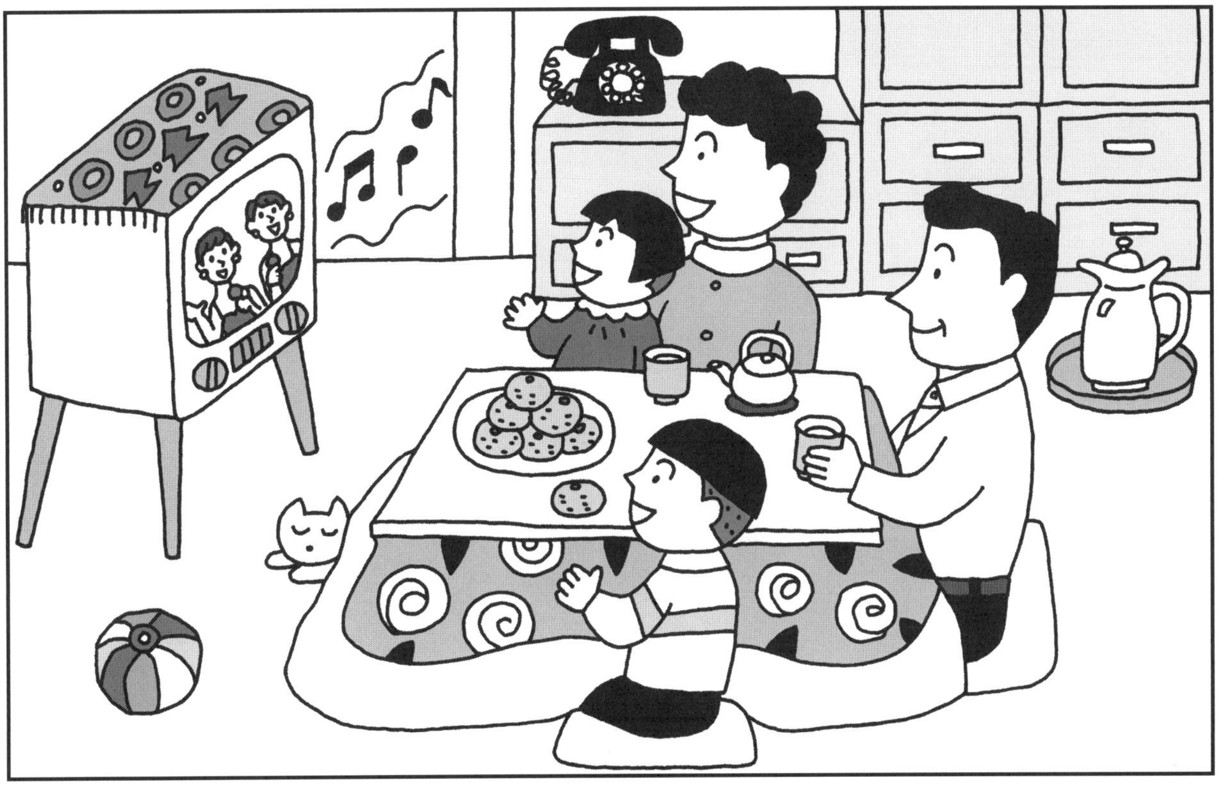

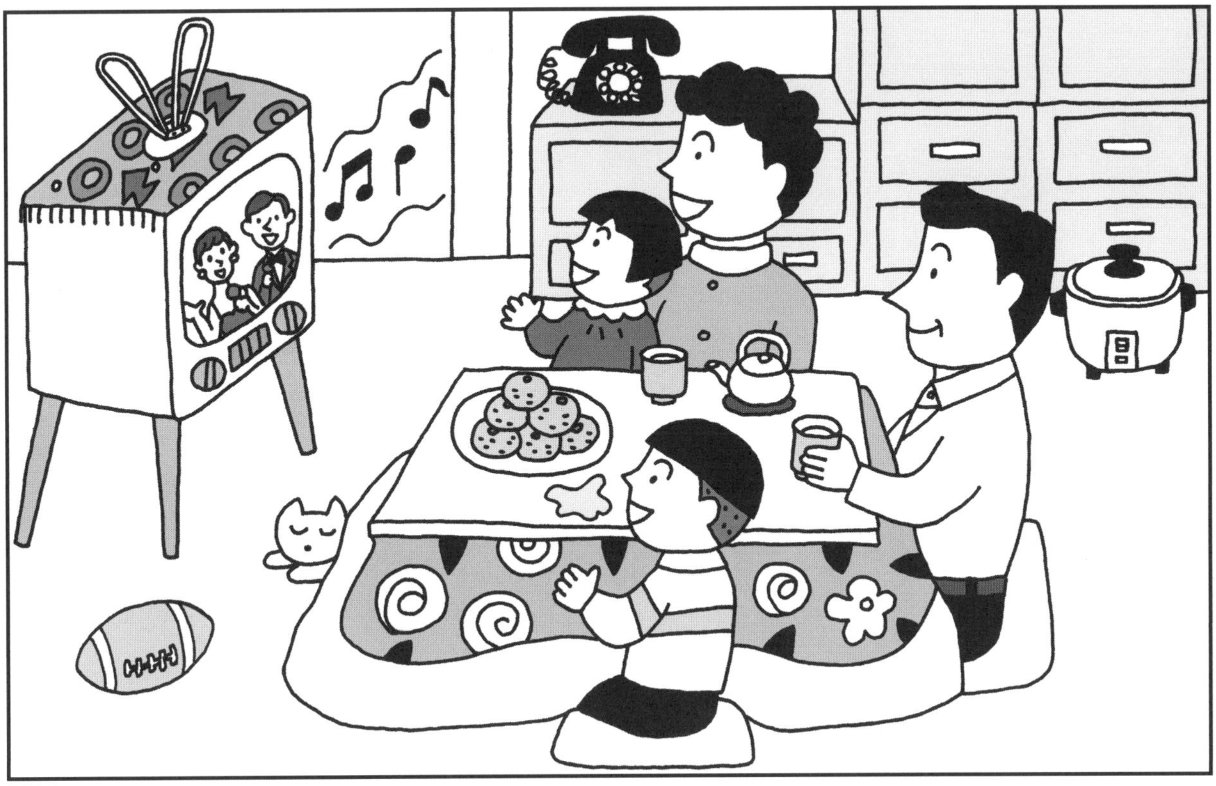

年　　月　　日　名前

パズル

5

解答は56ページにあります

路面電車

ガタンゴトン、移動に便利な路面電車は今日も大活躍です。下の絵は、上の絵とちがうところが全部で6個あります。見つけたら○で囲んでください。

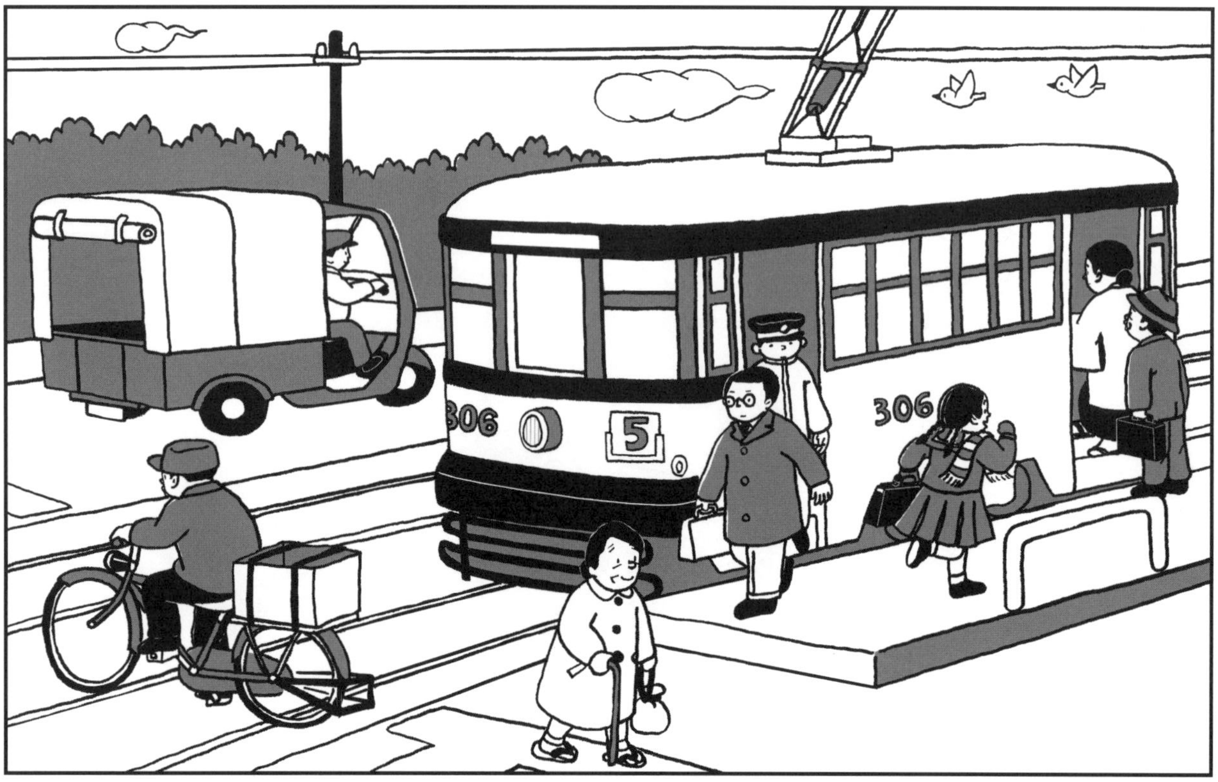

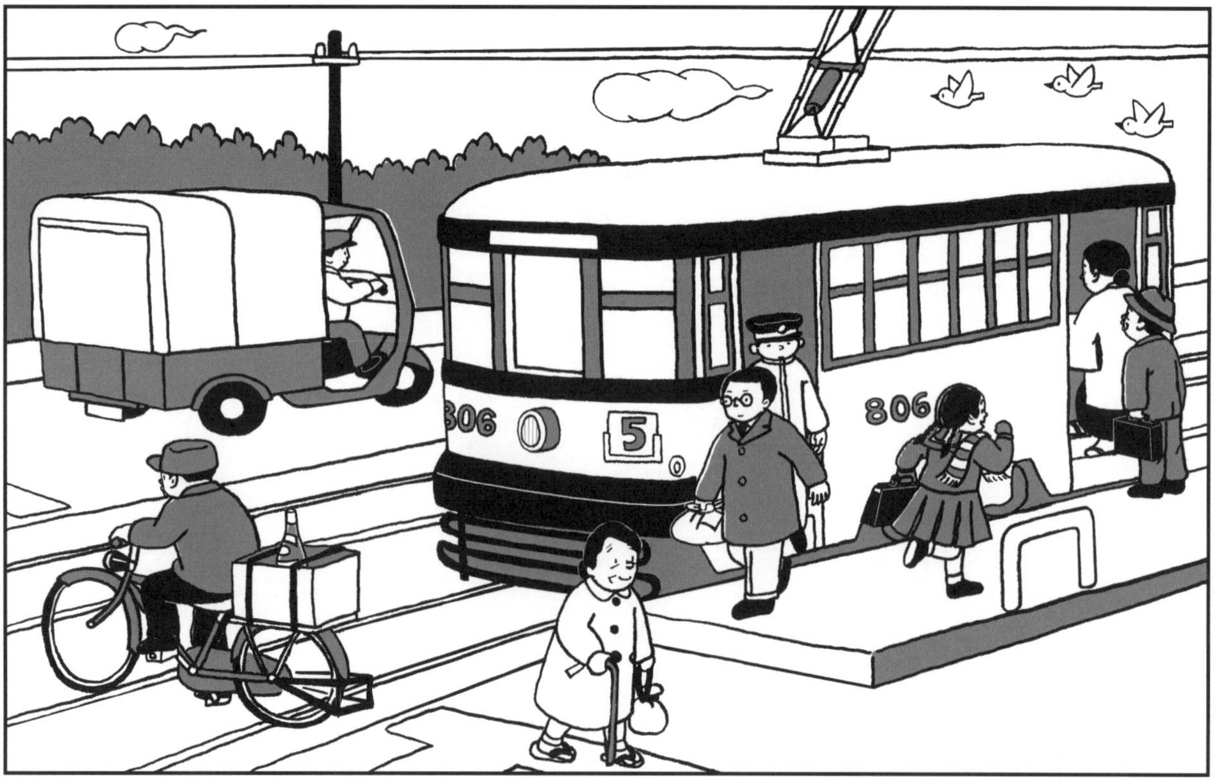

年　月　日　名前

パズル

6 牛乳配達

完成したら5ページの⑥をぬりましょう

解答は57ページにあります

カチャンカチャンと瓶の当たる音が聞こえたら牛乳が届いた合図です。右の絵は、左の絵とちがうところが全部で6個あります。見つけたら○で囲んでください。

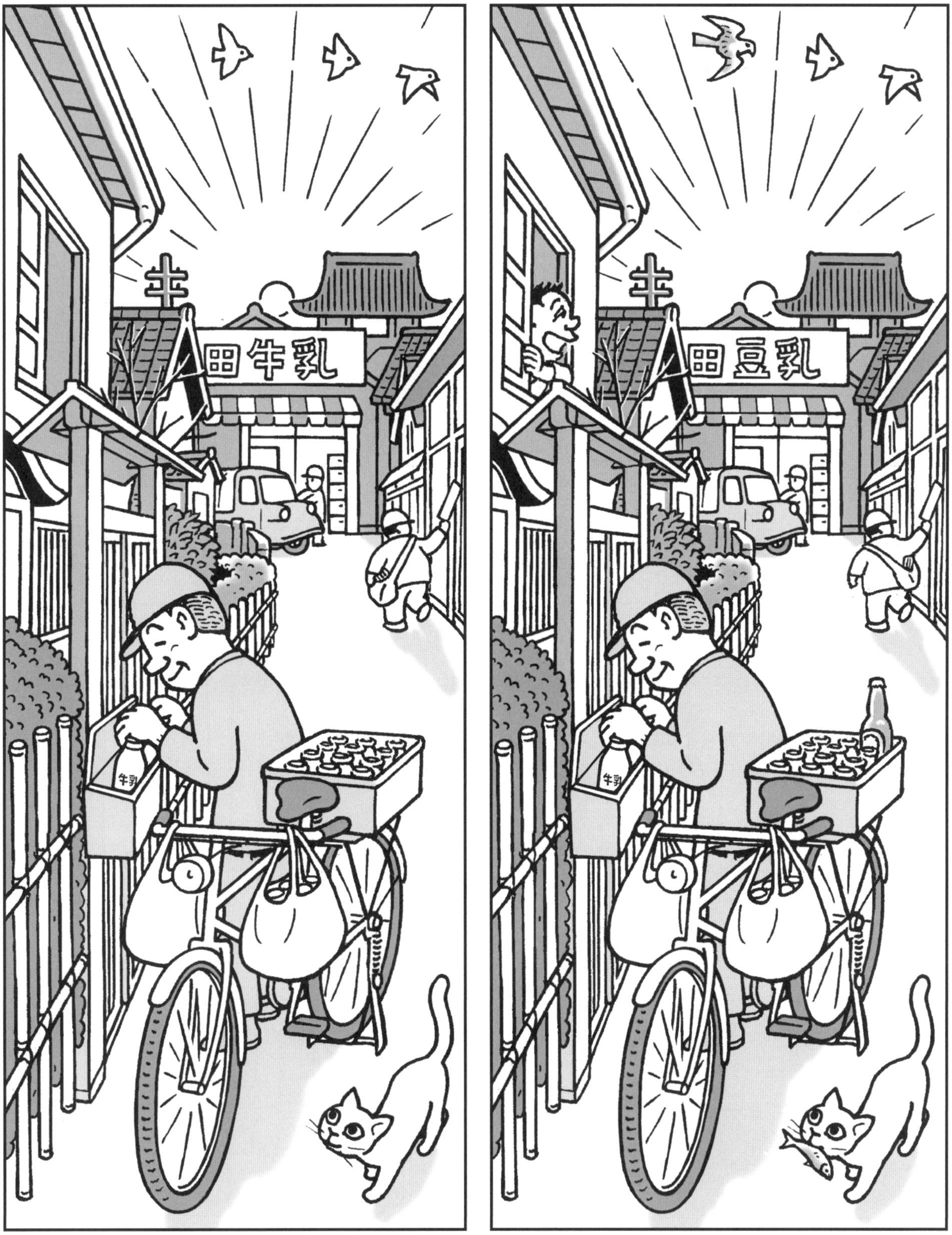

年　　月　　日　名前

パズル 7

完成したら5ページの⑦をぬりましょう

解答は57ページにあります

節分の豆まき

鬼は外～、福は内～。鬼役のお父さんに豆をぶつけて大はしゃぎ。下の絵は、上の絵とちがうところが全部で6個あります。見つけたら○で囲んでください。

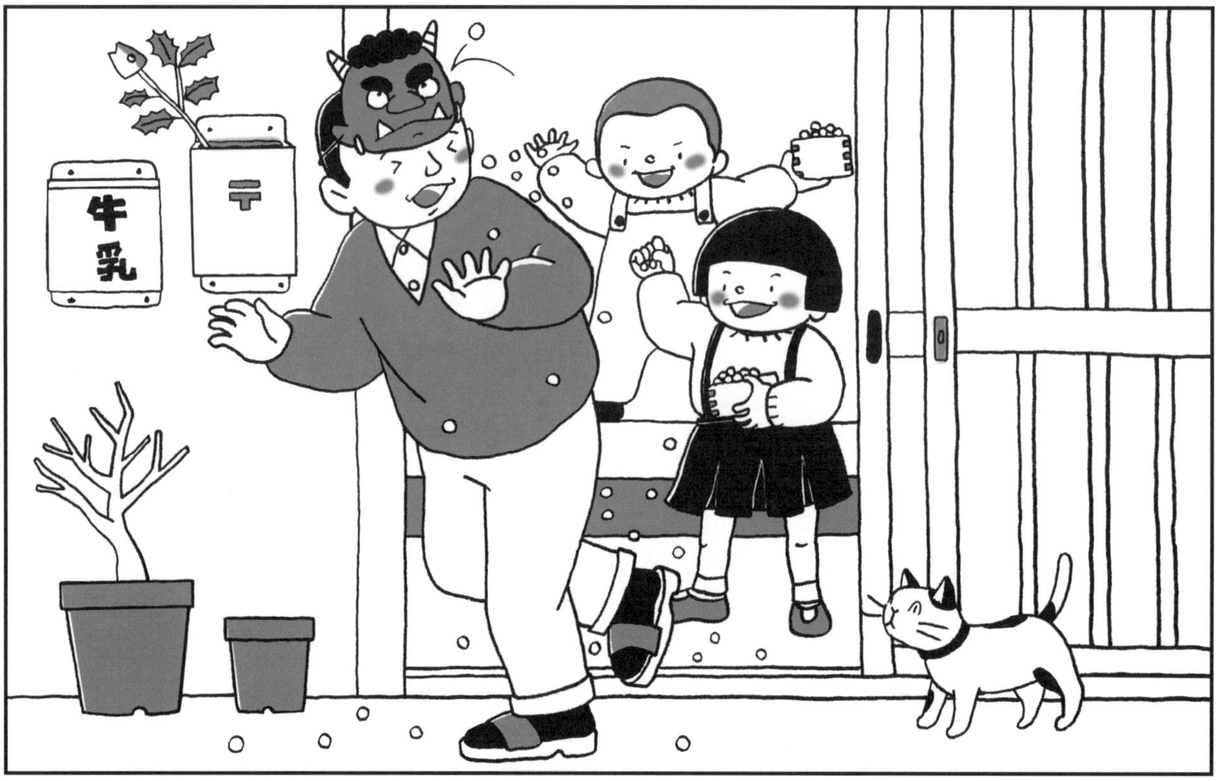

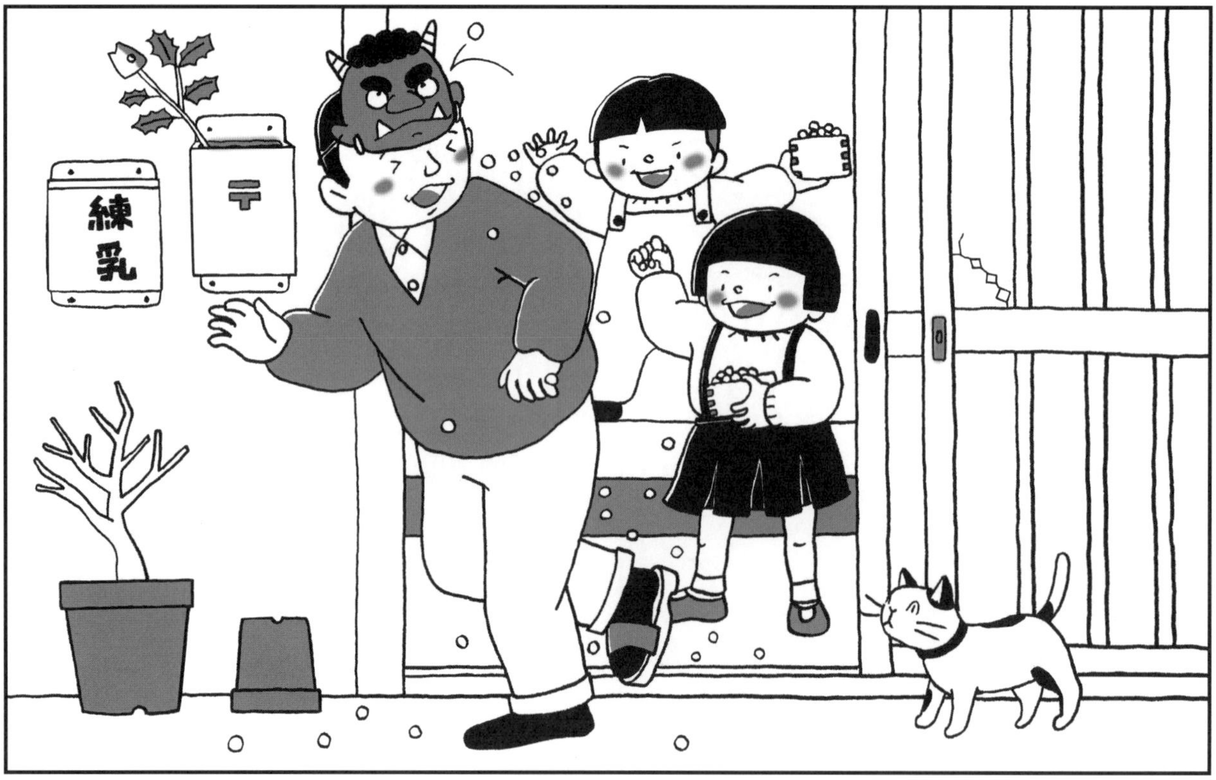

年　月　日　名前

パズル

8 床屋さんで散髪

完成したら5ページの8をぬりましょう

解答は57ページにあります

シャキシャキシャキ、髪を切るリズミカルな音がお店に響きます。下の絵は、上の絵とちがうところが全部で7個あります。見つけたら○で囲んでください。

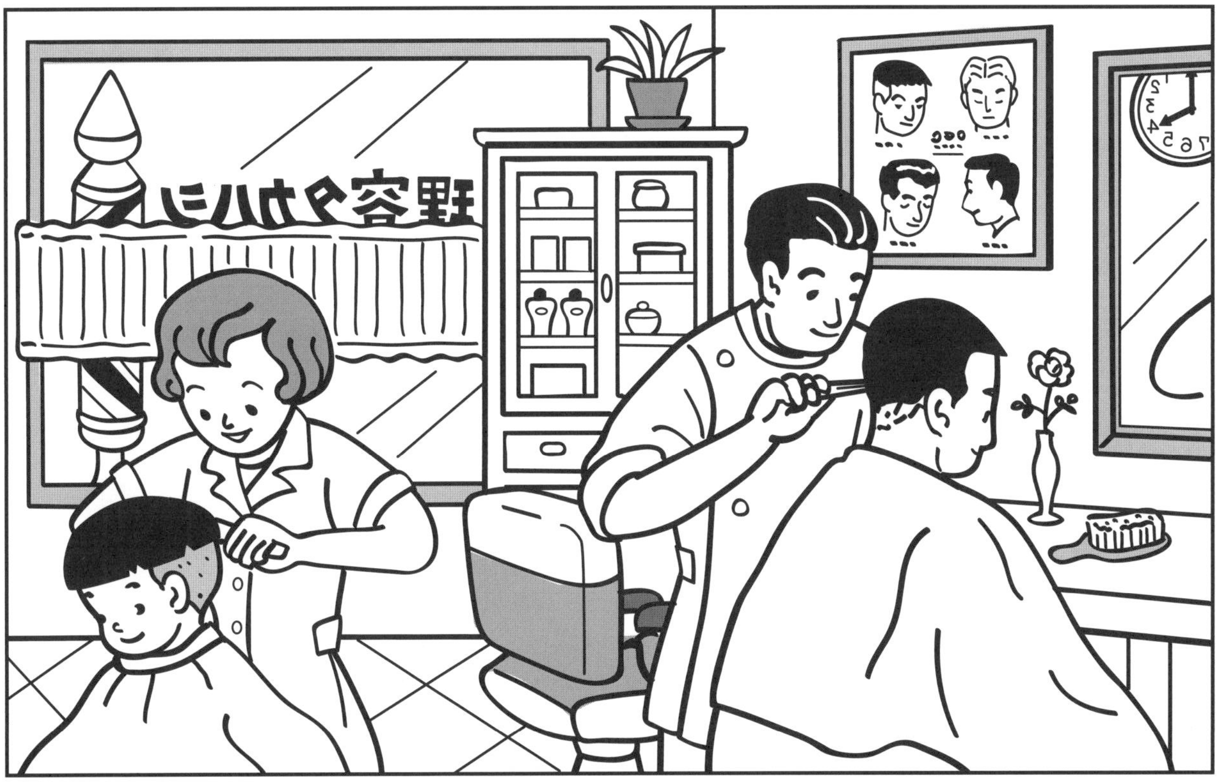

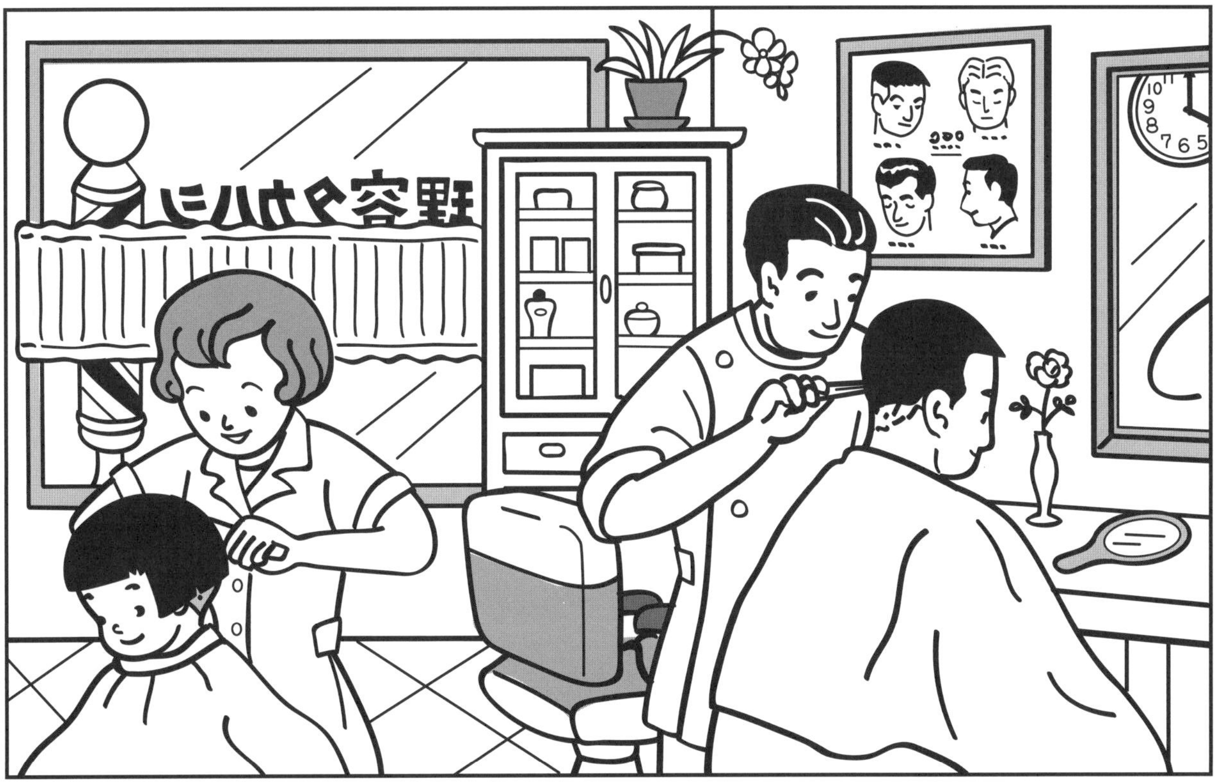

年　　月　　日　名前

解答は57ページにあります

小学校の入学式

お母さんと、満面の笑みでパシャリ！　友だちがたくさんできるといいな。下の絵は、上の絵とちがうところが全部で７個あります。見つけたら◯で囲んでください。

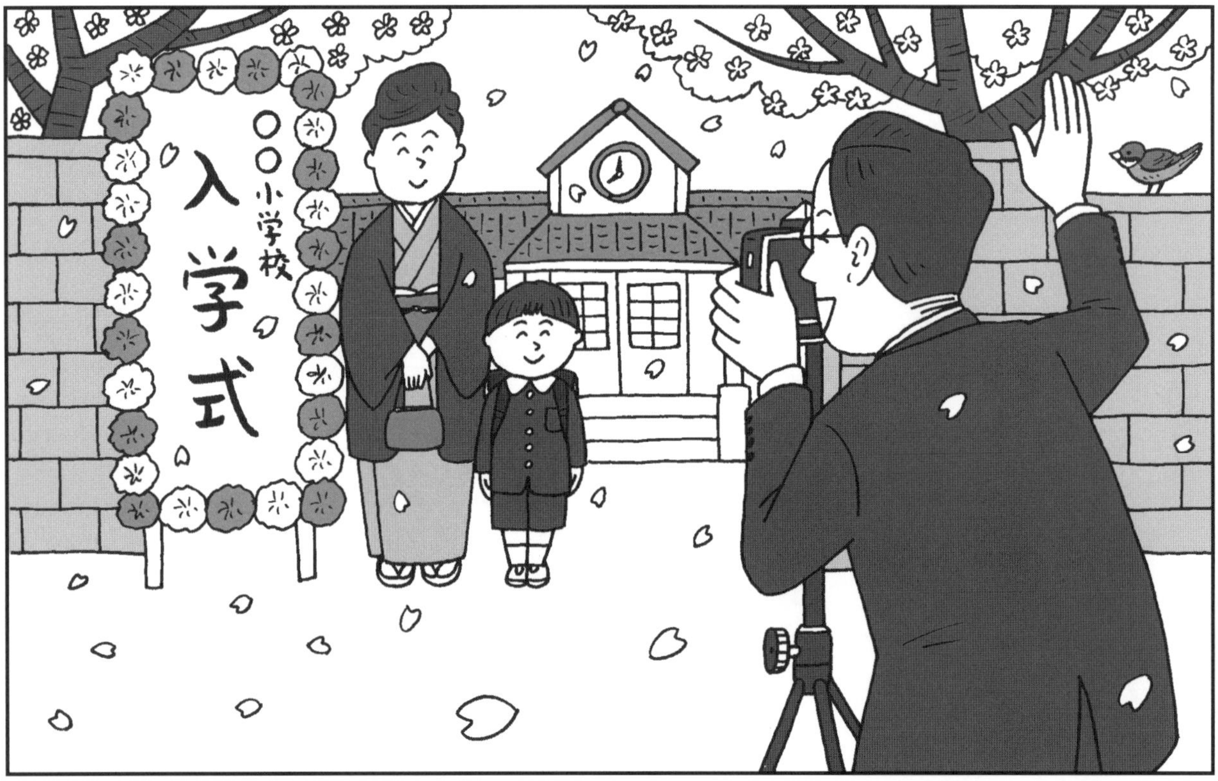

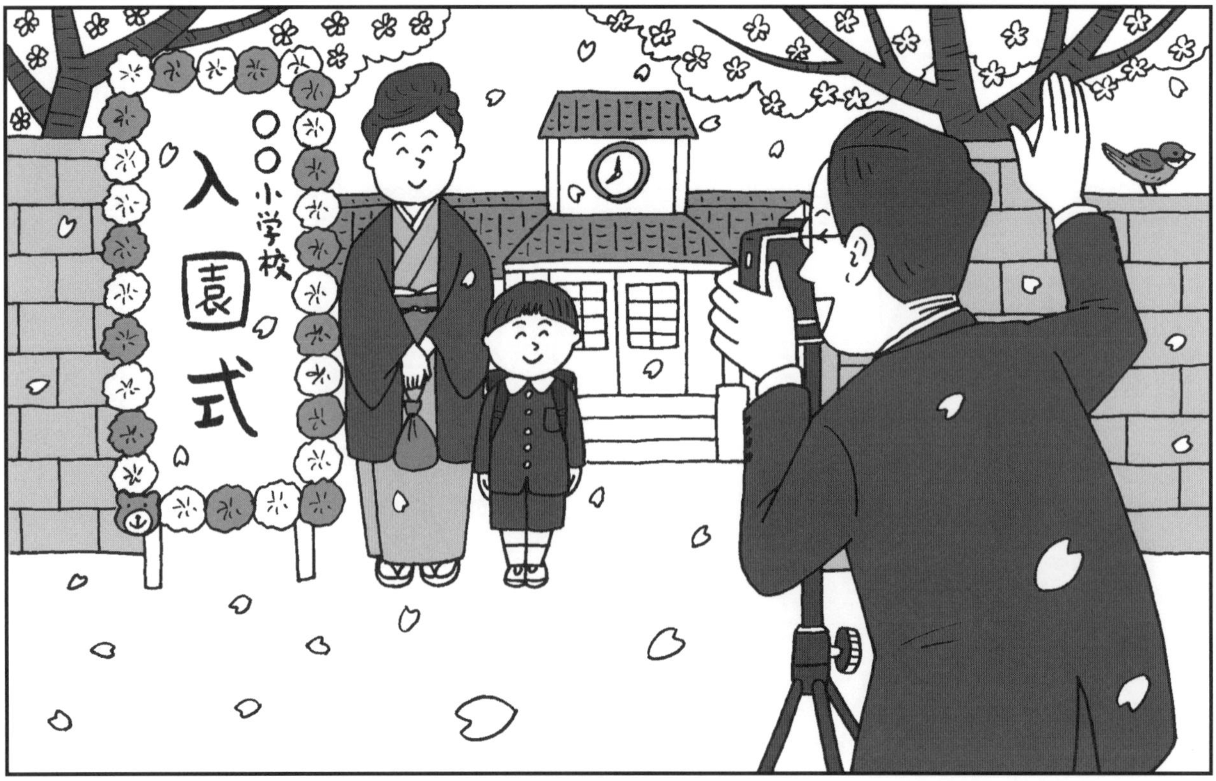

年　　月　　日　名前

解答は 57 ページにあります

お花見で宴会

今日は無礼講、満開の桜の下で飲めや歌えの大騒ぎです。下の絵は、上の絵とちがうところが全部で７個あります。見つけたら○で囲んでください。

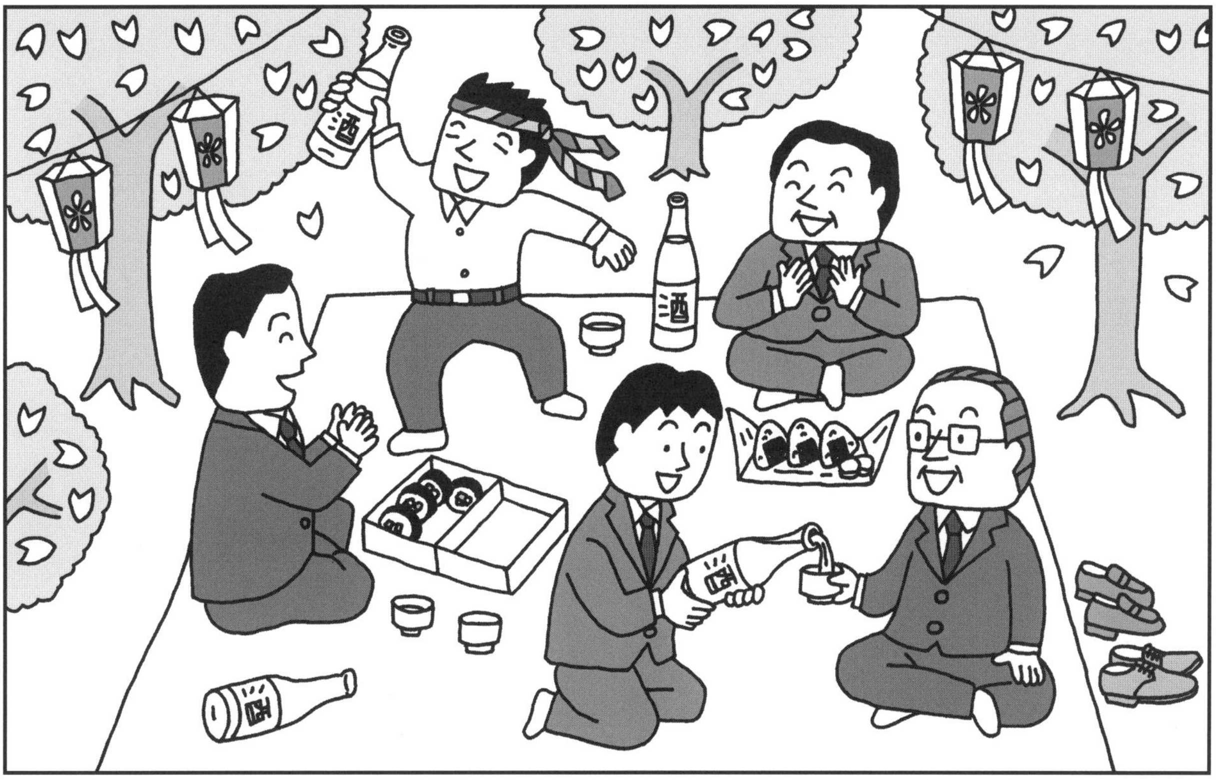

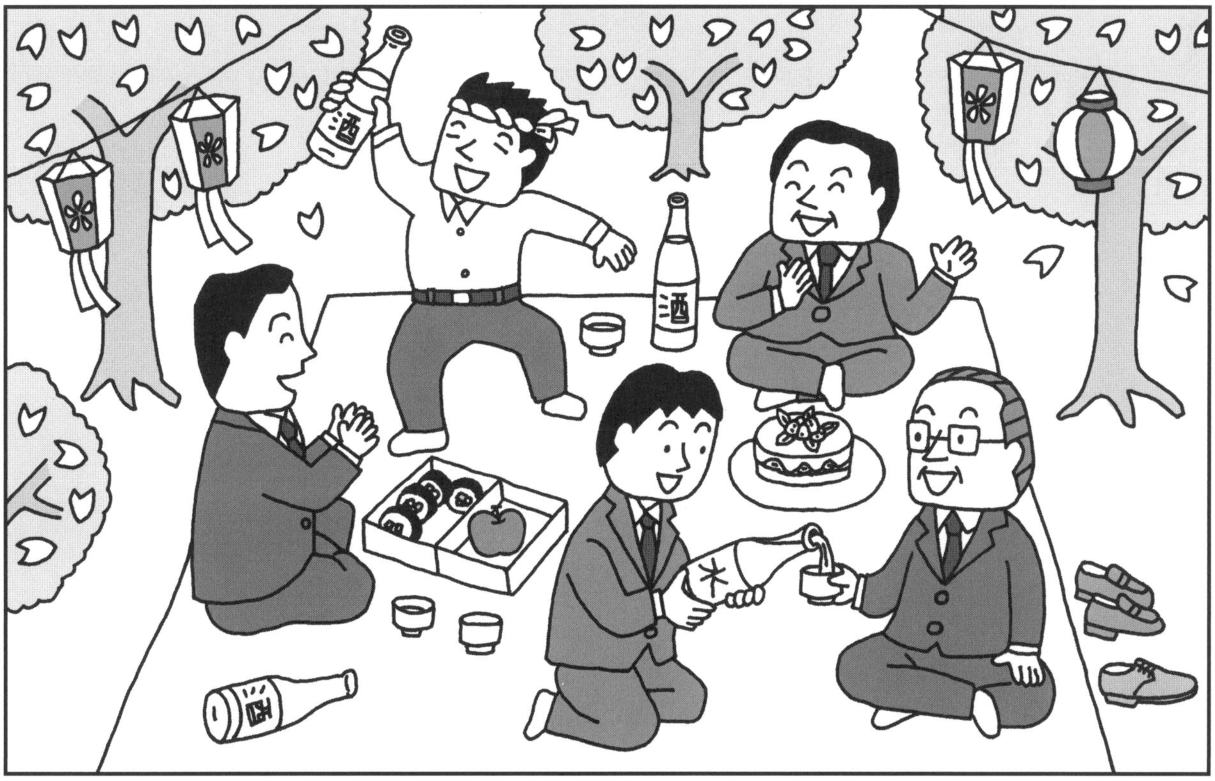

年　　月　　日　名前

パズル

11 こどもの日

完成したら５ページの⑪をぬりましょう

解答は 57 ページにあります

大空に泳ぐ鯉のぼりのように、すくすく健康に育ってね。右の絵は、左の絵とちがうところが全部で７個あります。見つけたら○で囲んでください。

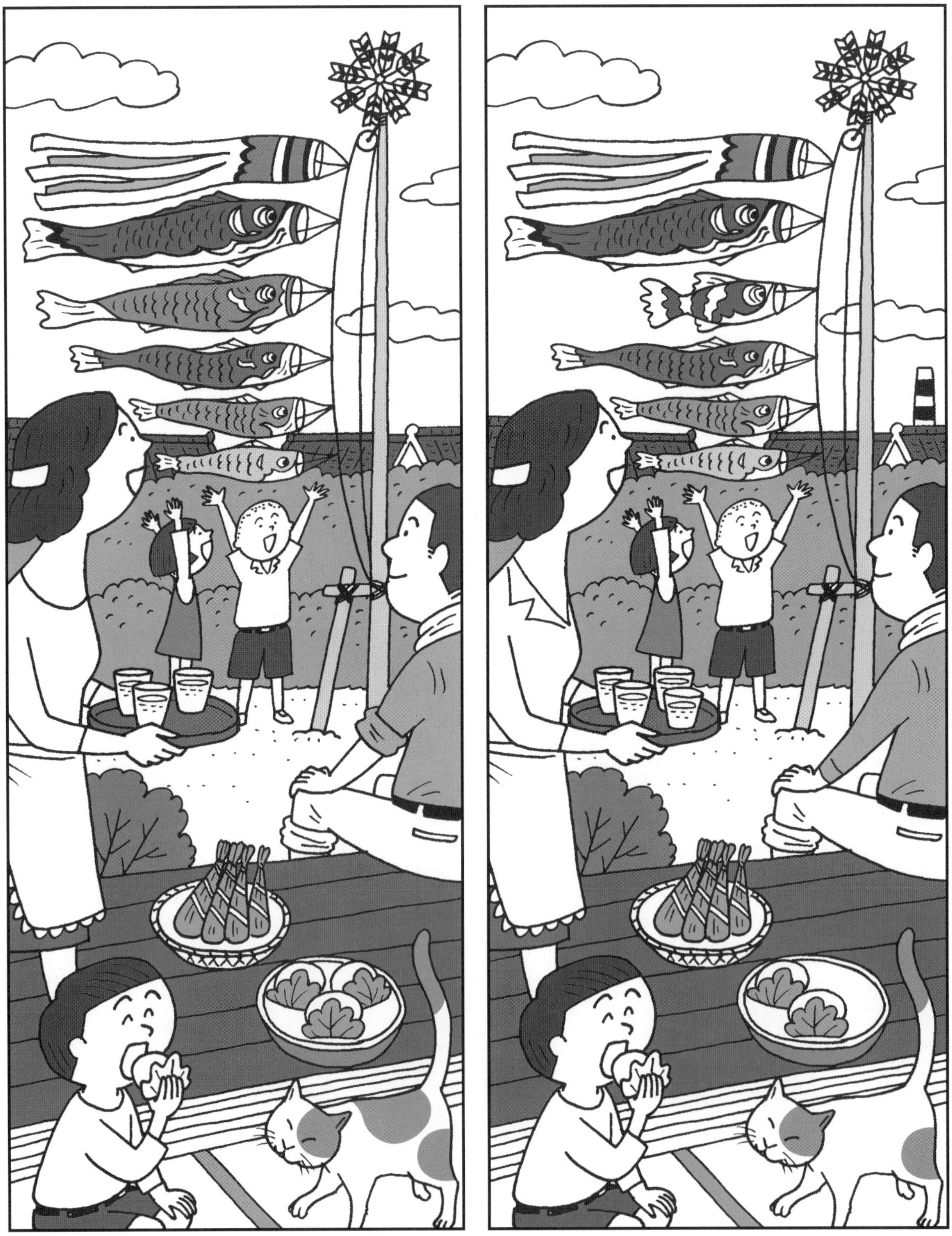

年　　月　　日　名前

パズル

12 母の日

完成したら5ページの⑫をぬりましょう

解答は58ページにあります

お母さん、ありがとう。感謝を込めて、子どもたちからのプレゼント。下の絵は、上の絵とちがうところが全部で７個あります。見つけたら○で囲んでください。

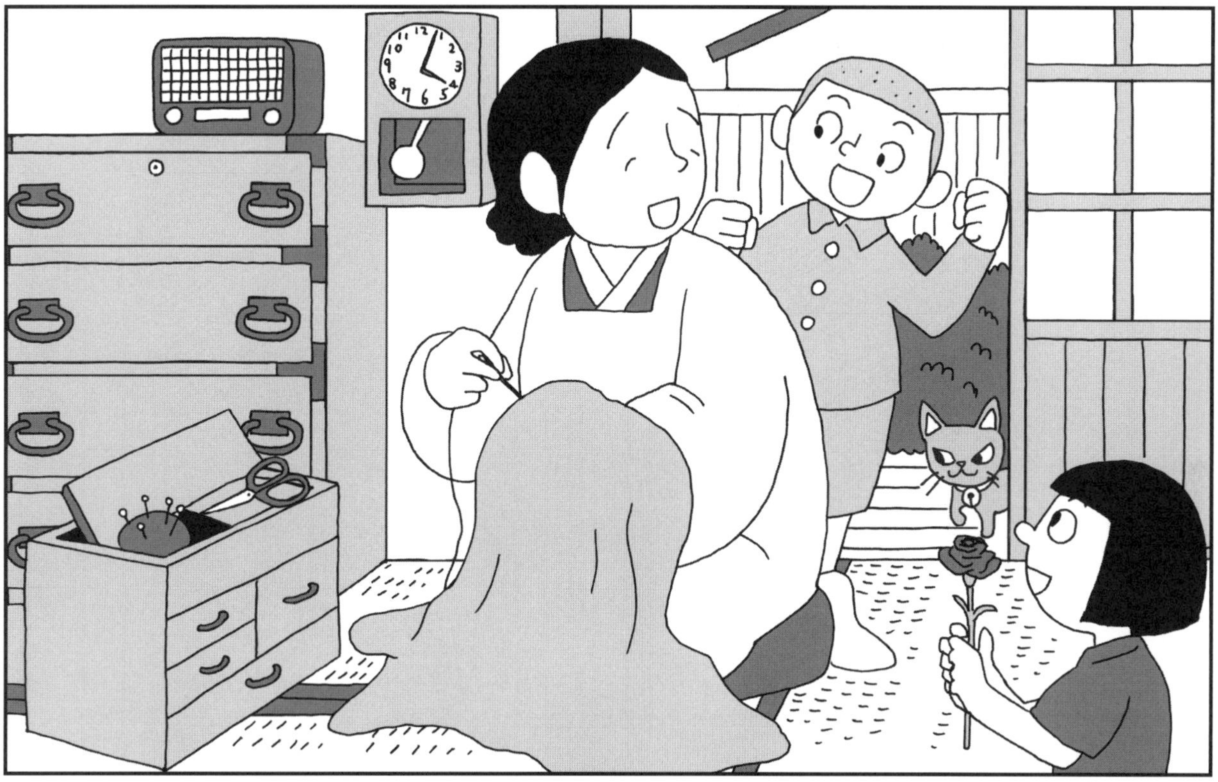

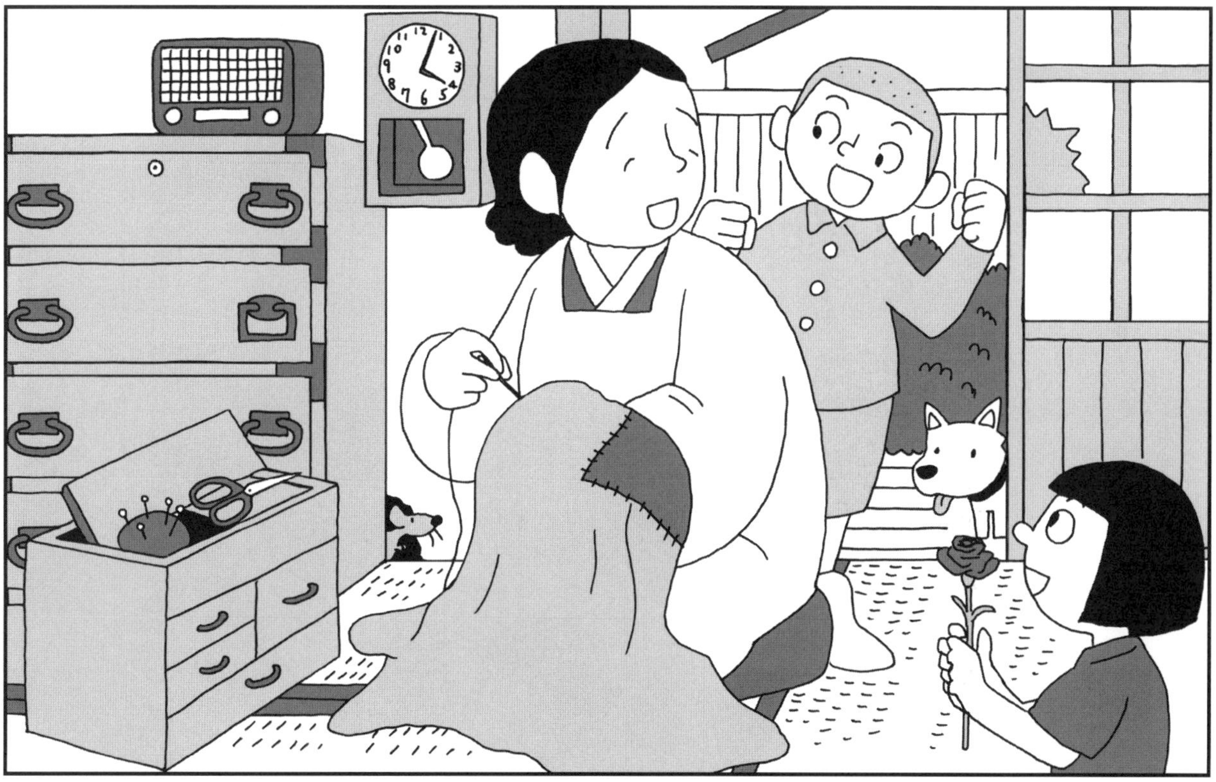

年　　月　　日　名前

パズル 13

完成したら5ページの⑬をぬりましょう

解答は58ページにあります

エレベーターガール

華やかなエレベーターガールは、女性のあこがれの職業でした。右の絵は、左の絵とちがうところが全部で7個あります。見つけたら○で囲んでください。

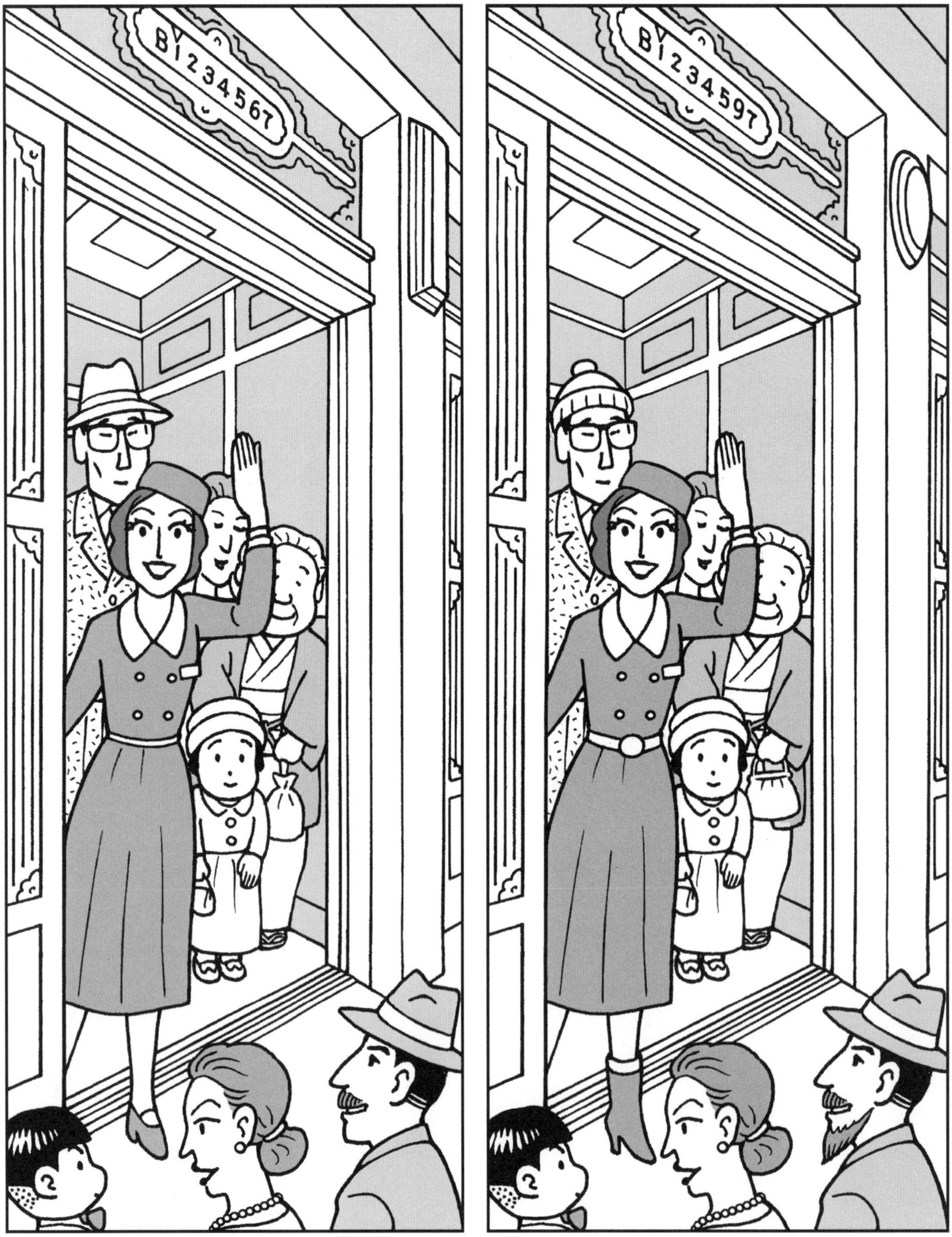

年　月　日　名前

パズル

14 電車で家族旅行

解答は58ページにあります

待ちに待った家族旅行の日、行きの電車から子どもたちは大騒ぎ。下の絵は、上の絵とちがうところが全部で７個あります。見つけたら○で囲んでください。

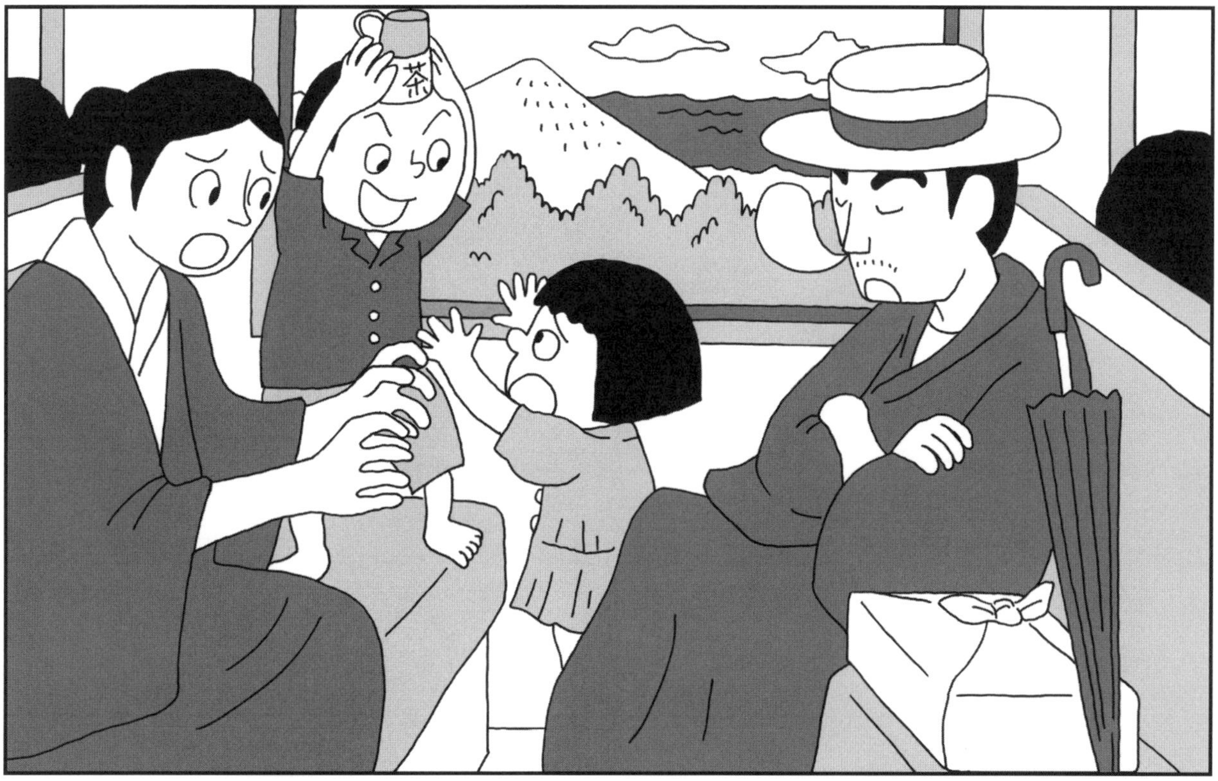

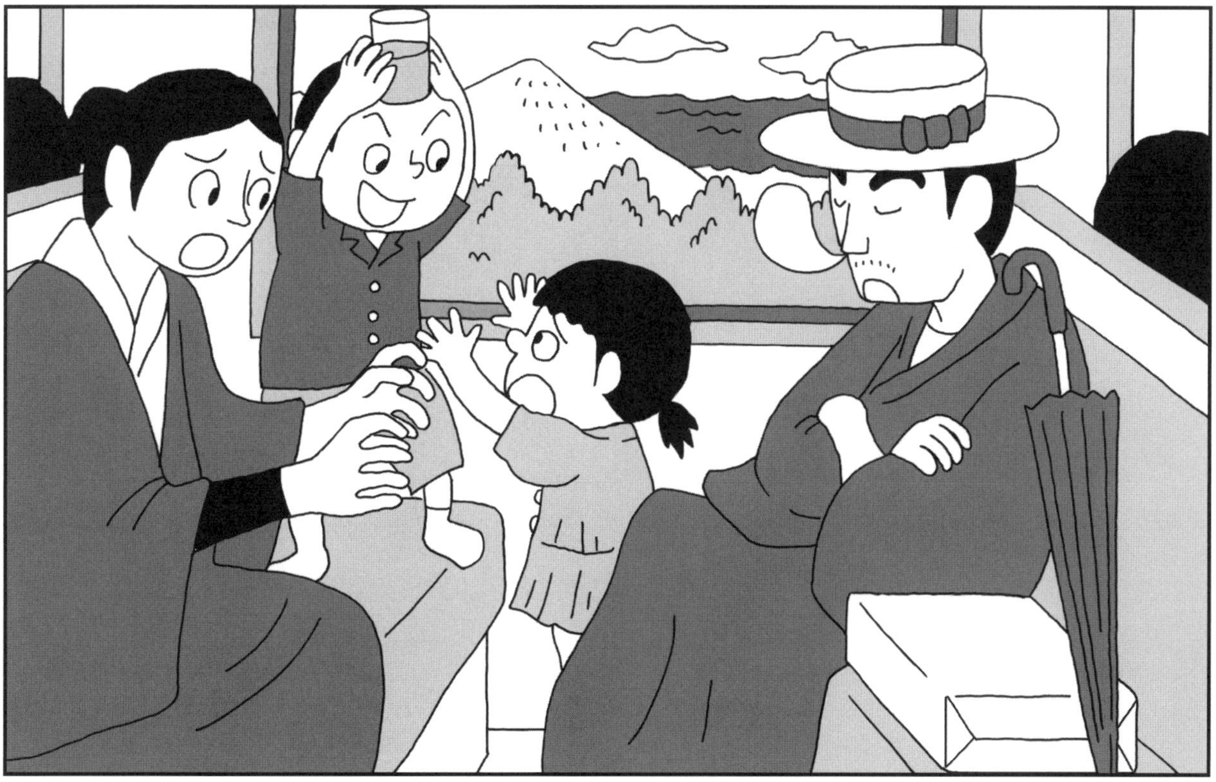

年　　月　　日　名前

解答は 58 ページにあります

パズル

15 潮干狩り

アサリやハマグリがたくさんとれて、今日の晩ごはんが楽しみ！　右の絵は、左の絵とちがうところが全部で８個あります。見つけたら◯で囲んでください。

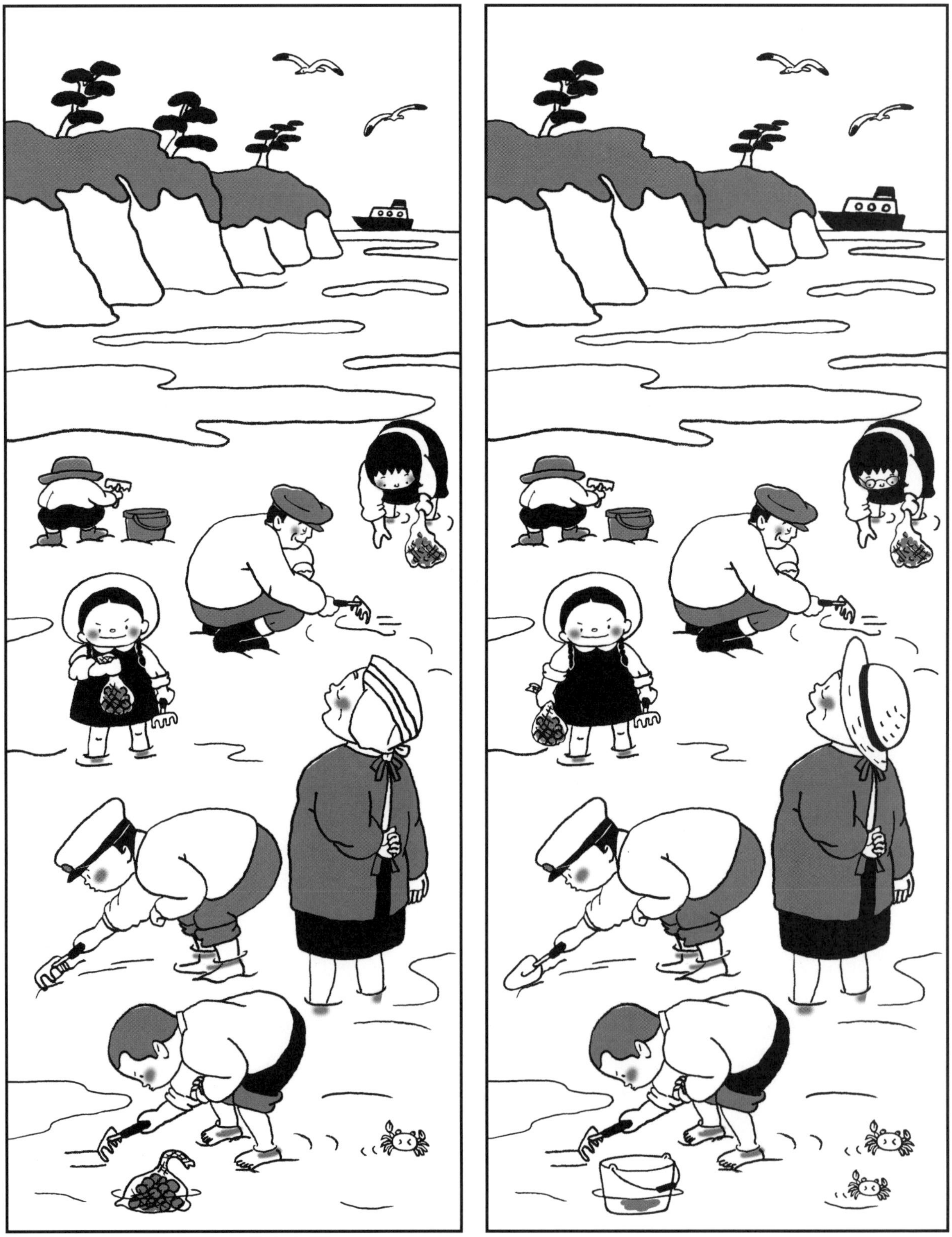

年　　月　　日　名前

パズル

16 広場で相撲

完成したら５ページの⑯をぬりましょう

解答は58ページにあります

はっけよーい、のこった！　どっちも負けるなー！　下の絵は、上の絵とちがうところが全部で８個あります。見つけたら○で囲んでください。

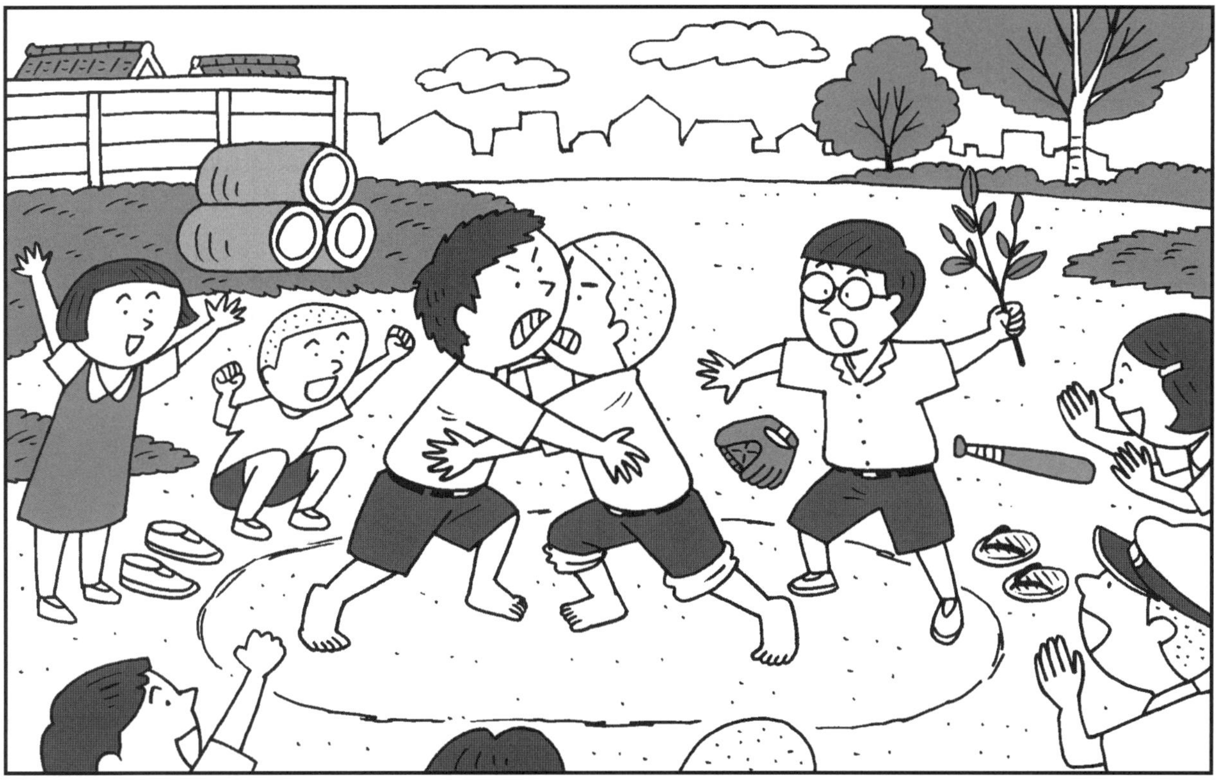

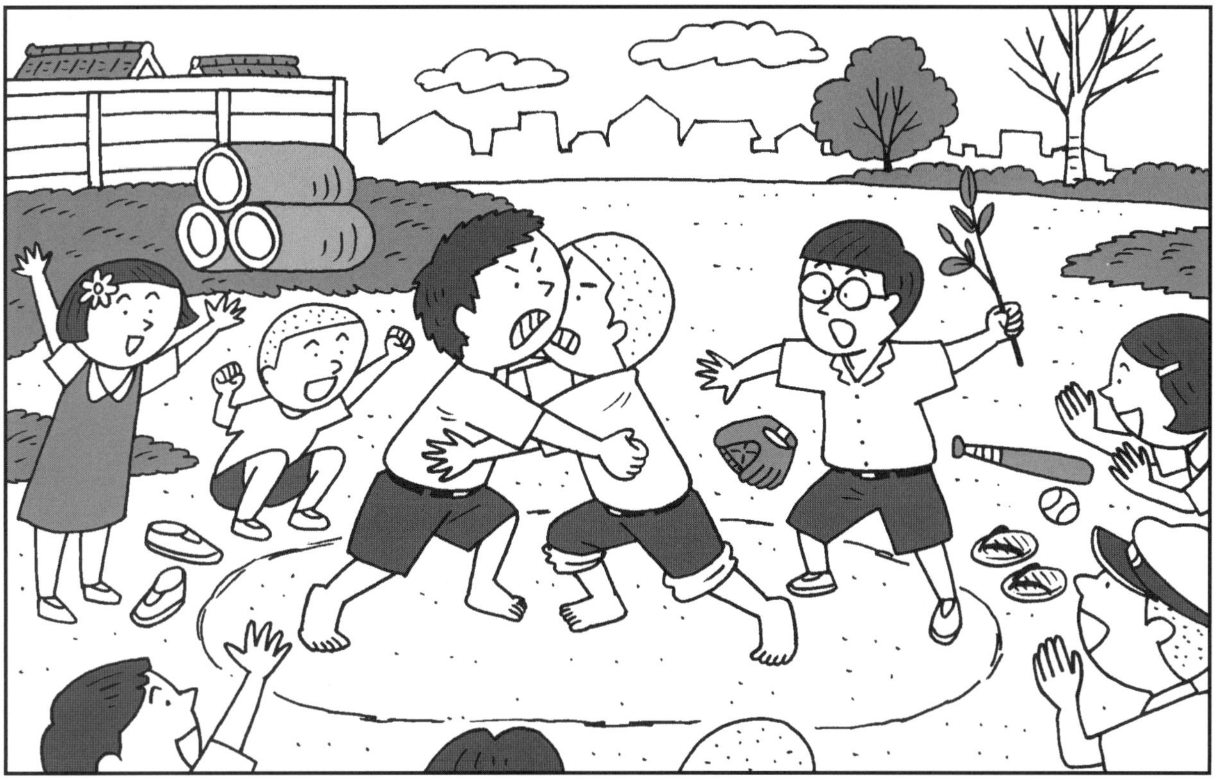

年　　月　　日　名前

解答は58ページにあります

大阪万博（昭和45年）

昭和45年、「人類の進歩と調和」をテーマに大阪万博が開かれました。右の絵は、左の絵とちがうところが全部で8個あります。見つけたら○で囲んでください。

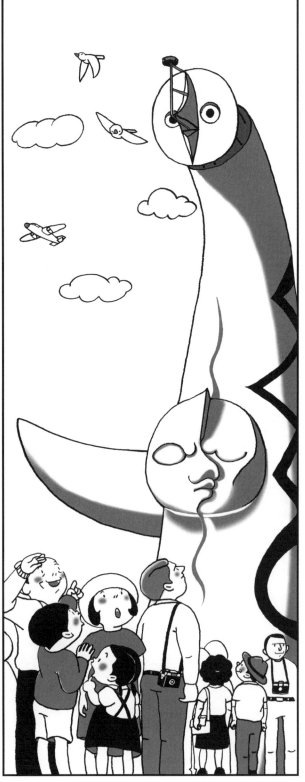

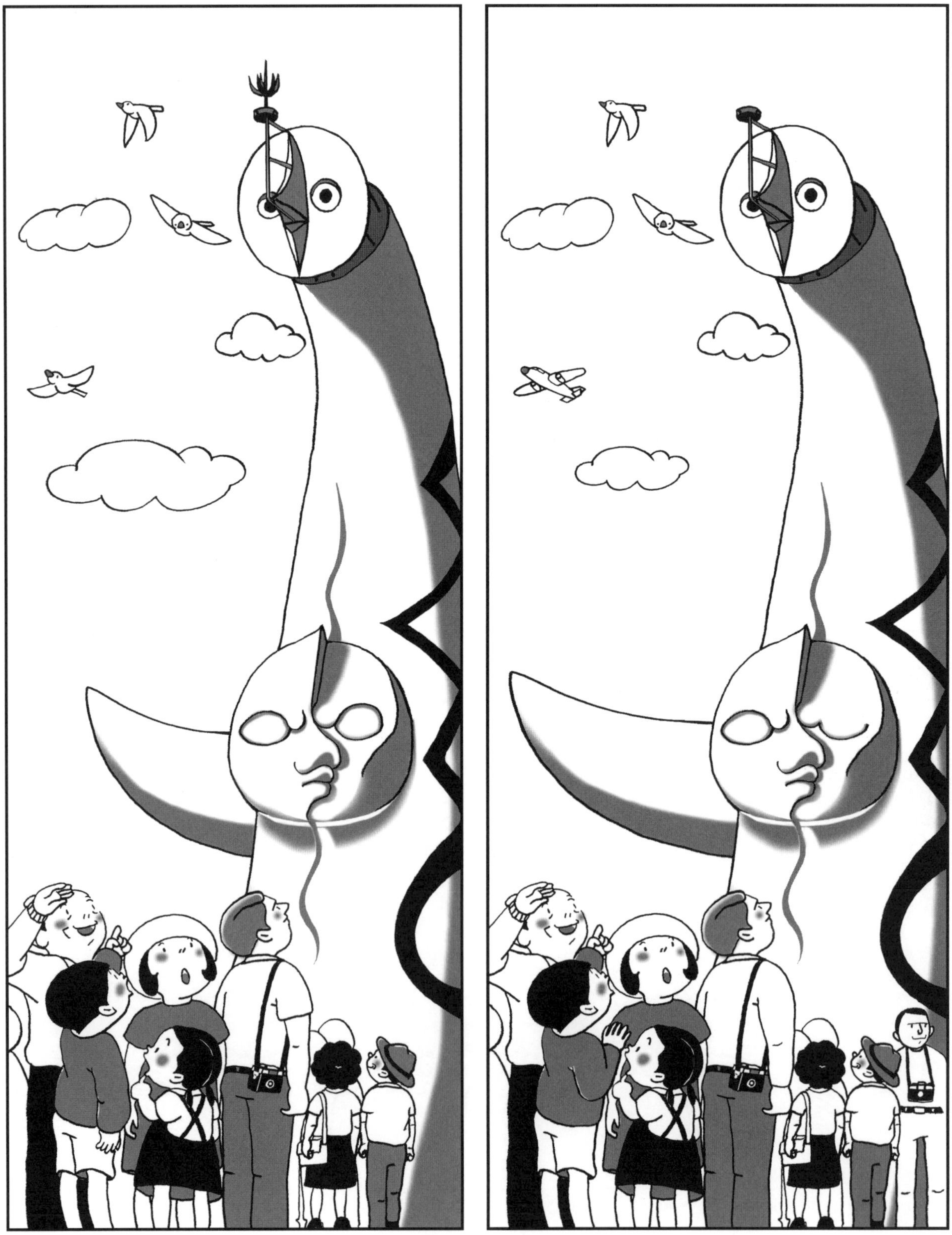

年　月　日　名前

パズル

18 洗濯物干し

完成したら５ページの⑱をぬりましょう
解答は59ページにあります

天気の良い日に、みんなでお洗濯。上手にお手伝いできるかな？　右の絵は、左の絵とちがうところが全部で８個あります。見つけたら○で囲んでください。

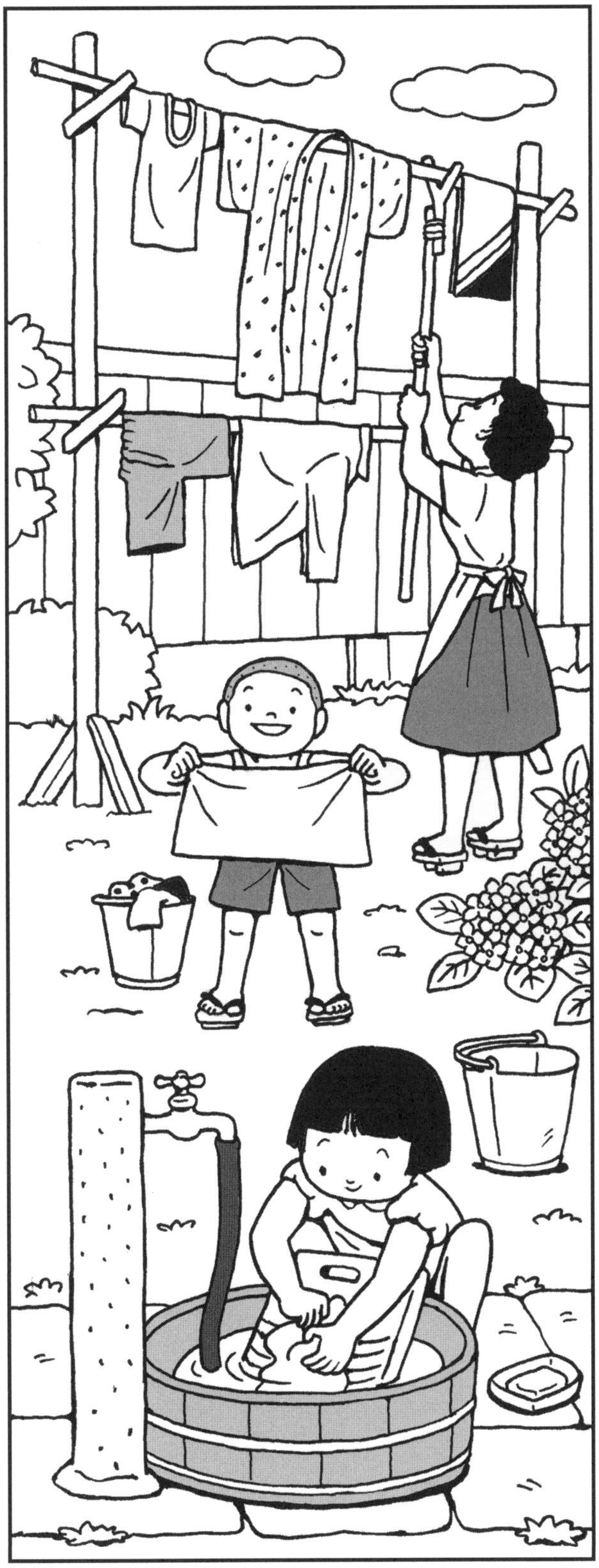

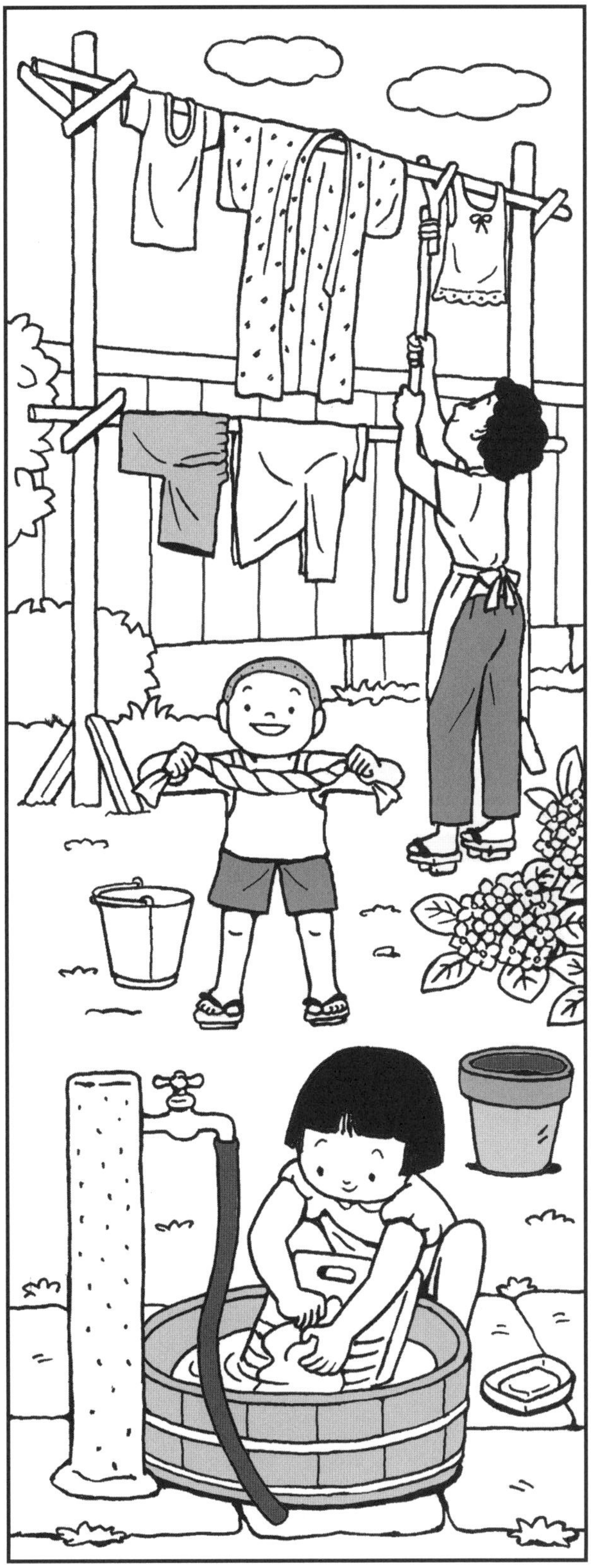

年　　月　　日　名前

パズル

19 梅《つ》雨《ゆ》

完成したら5ページの⑲をぬりましょう

解答は59ページにあります

しとしととやさしい音を奏でる雨に、カエルたちもうれしそうです。右の絵は、左の絵とちがうところが全部で8個あります。見つけたら○で囲んでください。

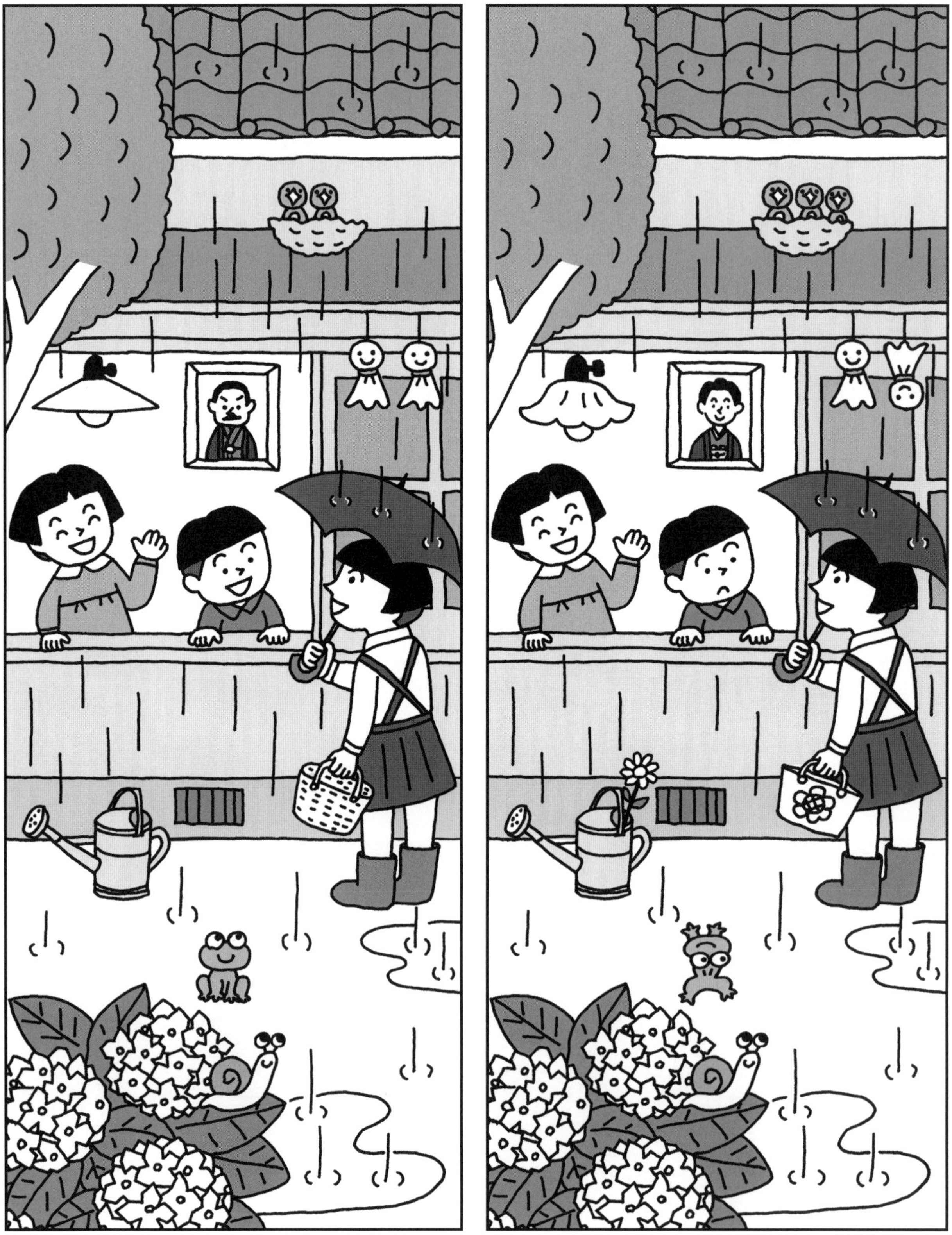

年　月　日　名前

パズル

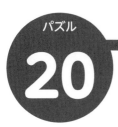

20 潮来《いたこ》の嫁入り舟

完成したら5ページの⑳をぬりましょう
解答は59ページにあります

茨城県潮来市では昭和30年代まで多くのお嫁さんが舟で移動していました。下の絵は、上の絵とちがうところが全部で8個あります。見つけたら○で囲んでください。

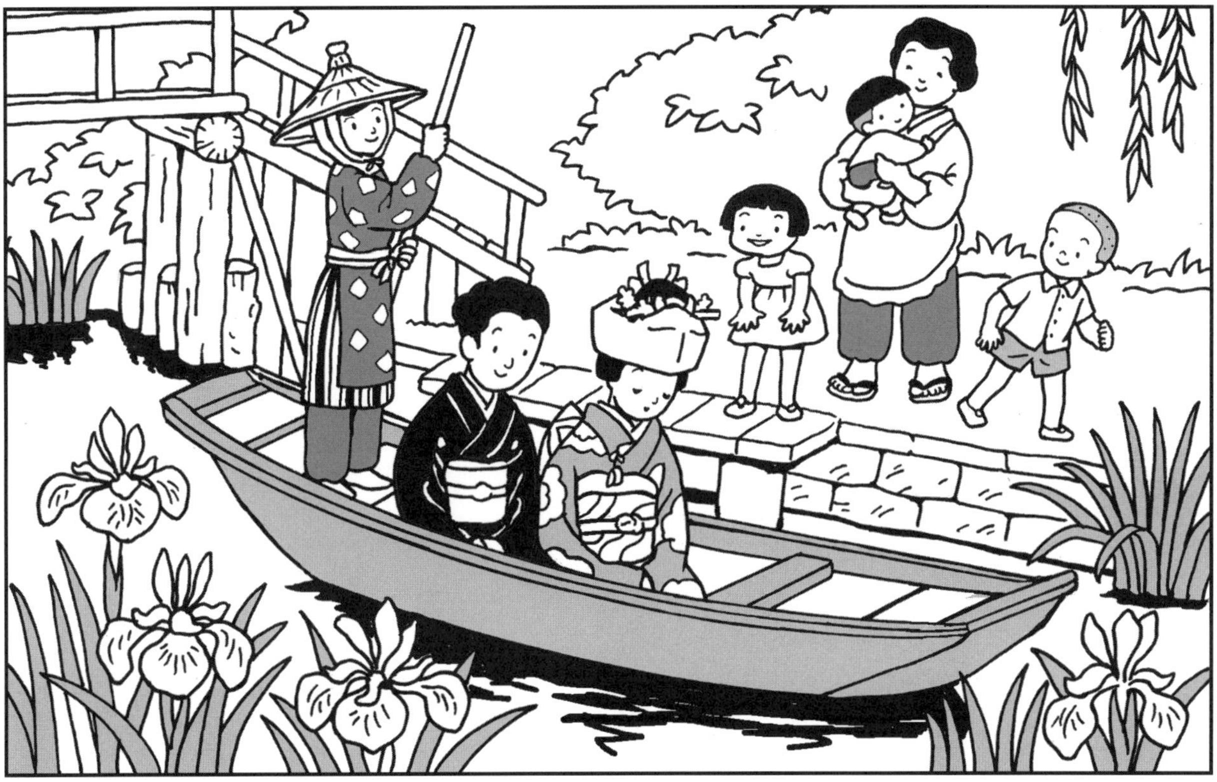

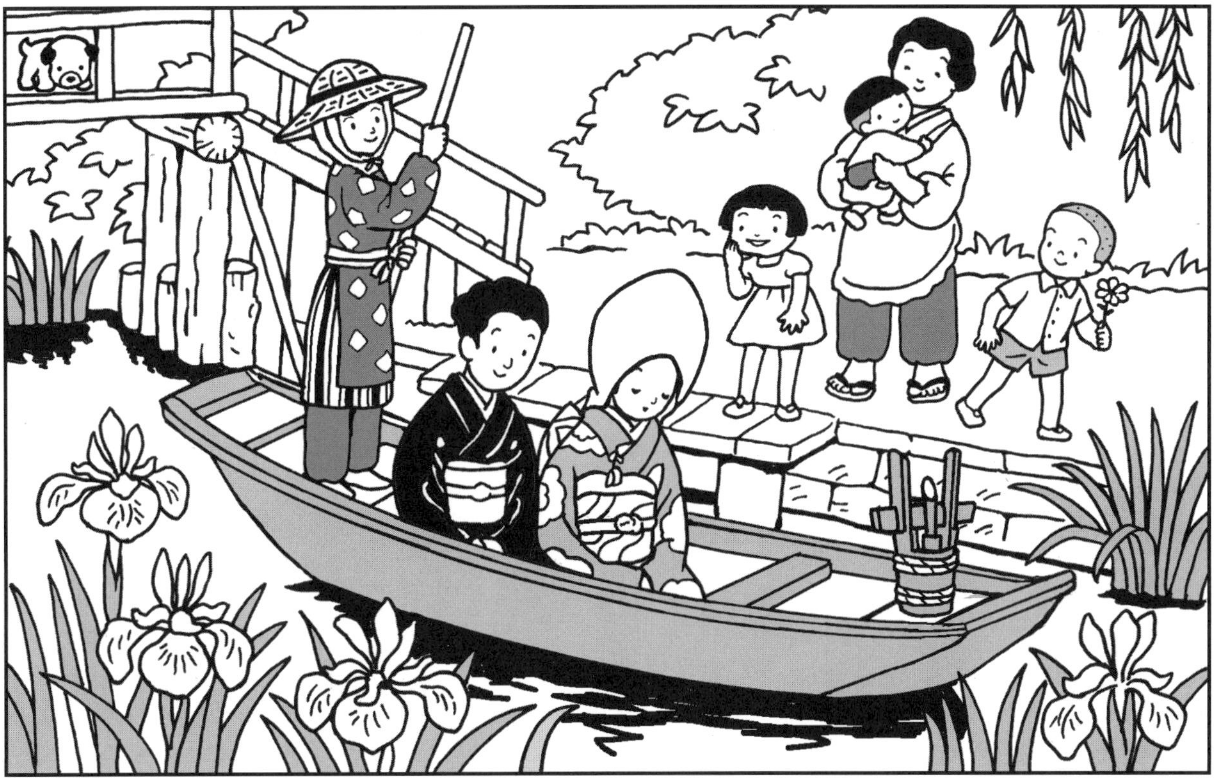

年　月　日　名前

完成したら５ページの㉑をぬりましょう
解答は 59 ページにあります

海水浴

暑い夏でも、浮き輪でぷかぷか浮かべばひんやりして気持ちいい！　下の絵は、上の絵とちがうところが全部で８個あります。見つけたら○で囲んでください。

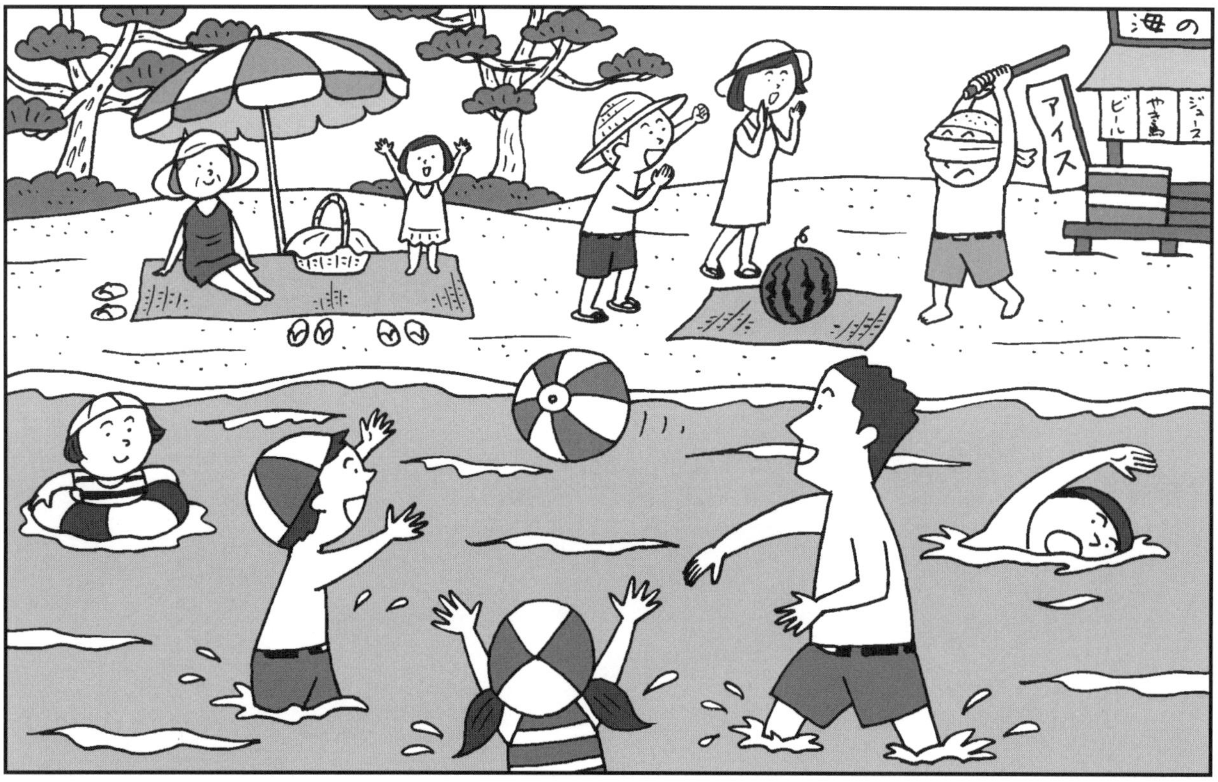

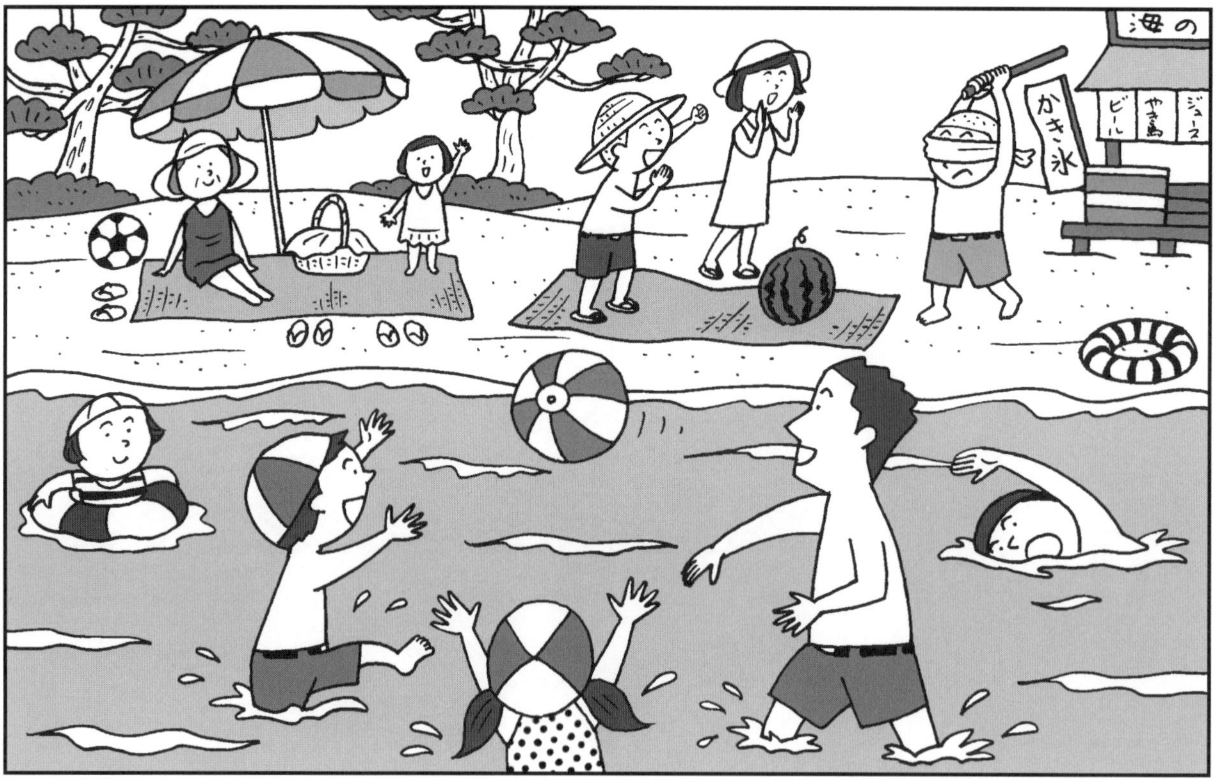

年　　月　　日　名前

パズル

22 縁側で囲碁

完成したら5ページの㉒をぬりましょう

解答は59ページにあります

夏休みに縁側でおじいちゃんと囲碁の勝負。下の絵は、上の絵とちがうところが全部で9個あります。見つけたら○で囲んでください。

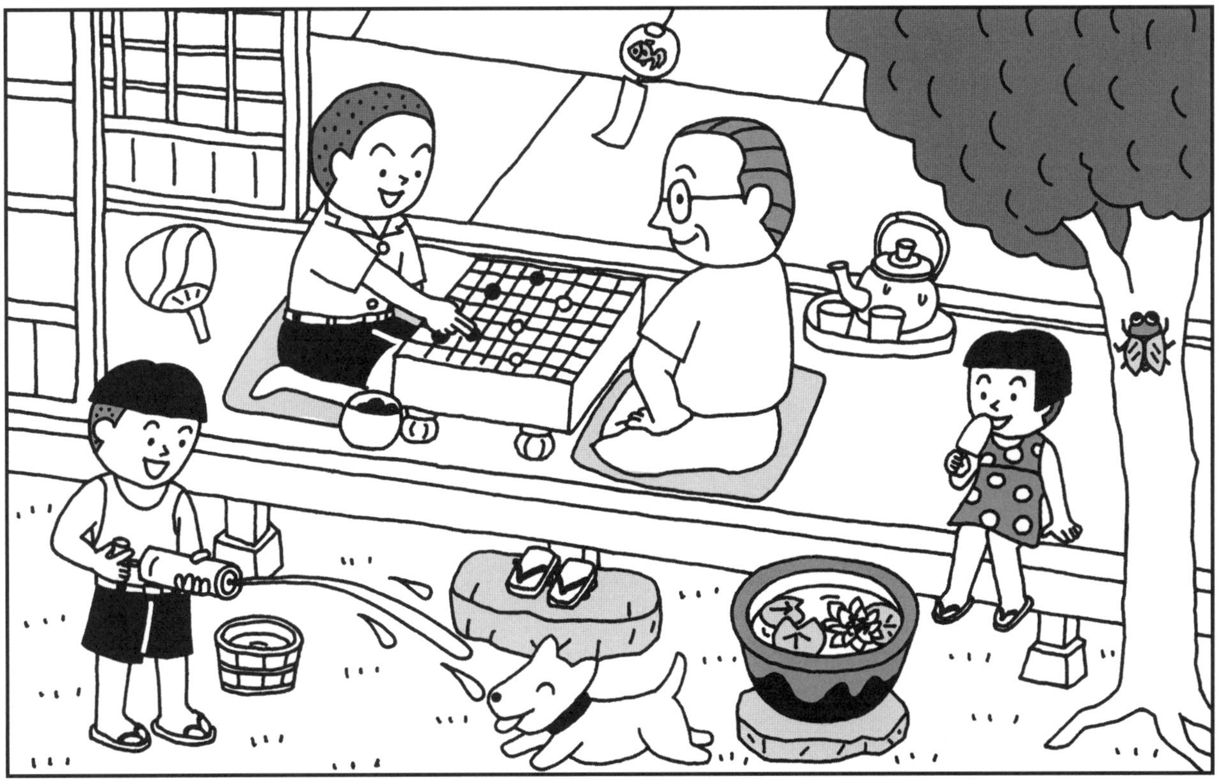

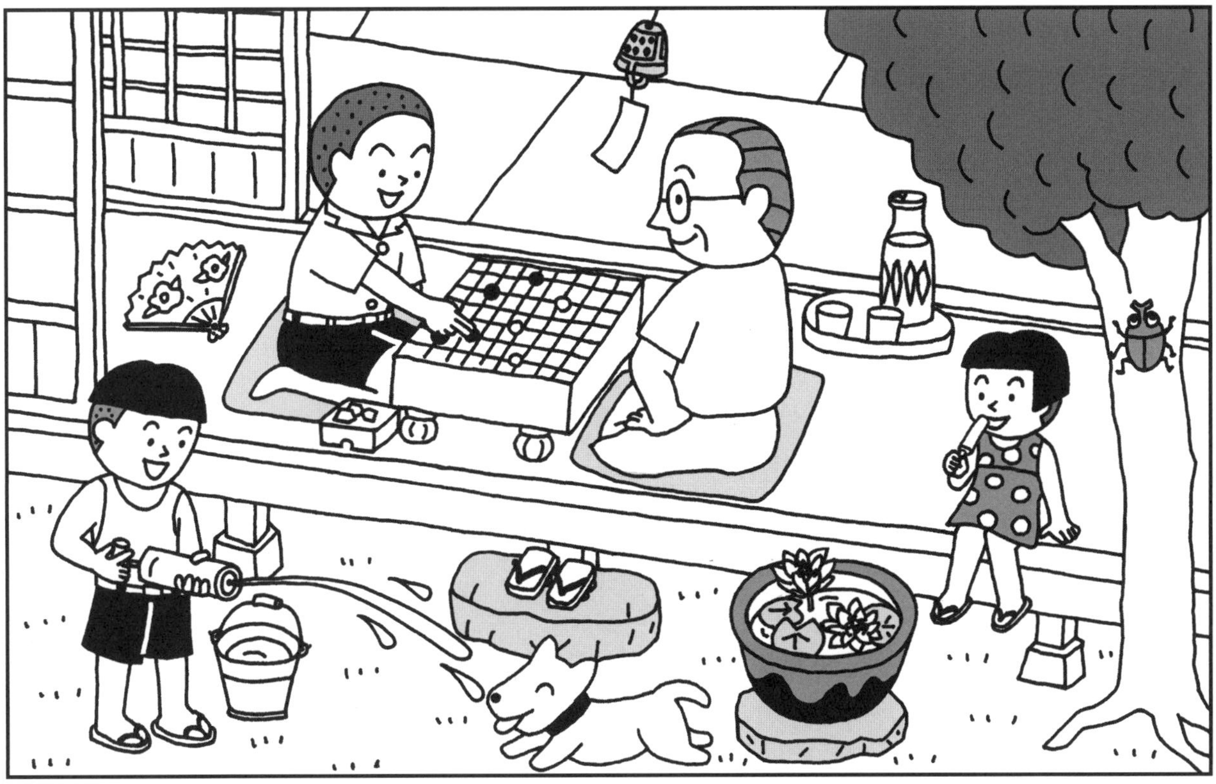

年　月　日　名前

パズル

23 風鈴売りのおじさん

完成したら５ページの㉓をぬりましょう

解答は 59 ページにあります

チリンチリン、軽やかな音が夏を涼しげにしてくれます。下の絵は、上の絵とちがうところが全部で９個あります。見つけたら○で囲んでください。

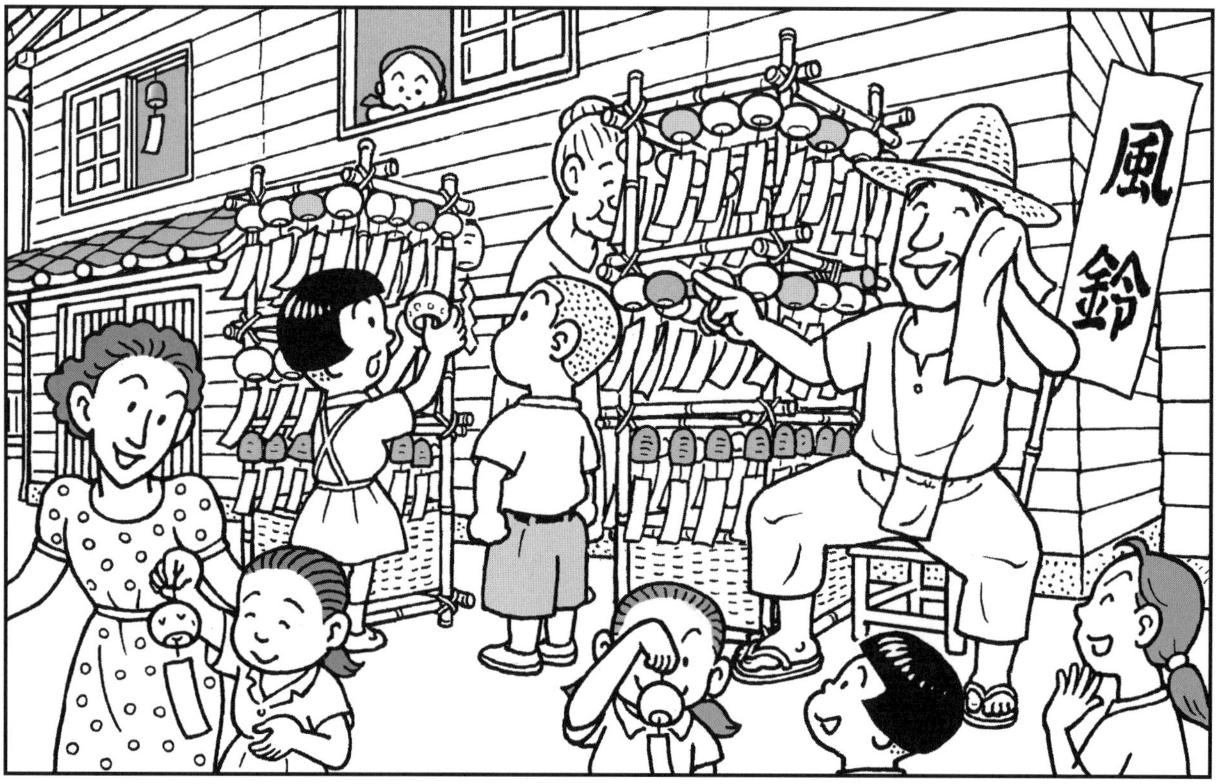

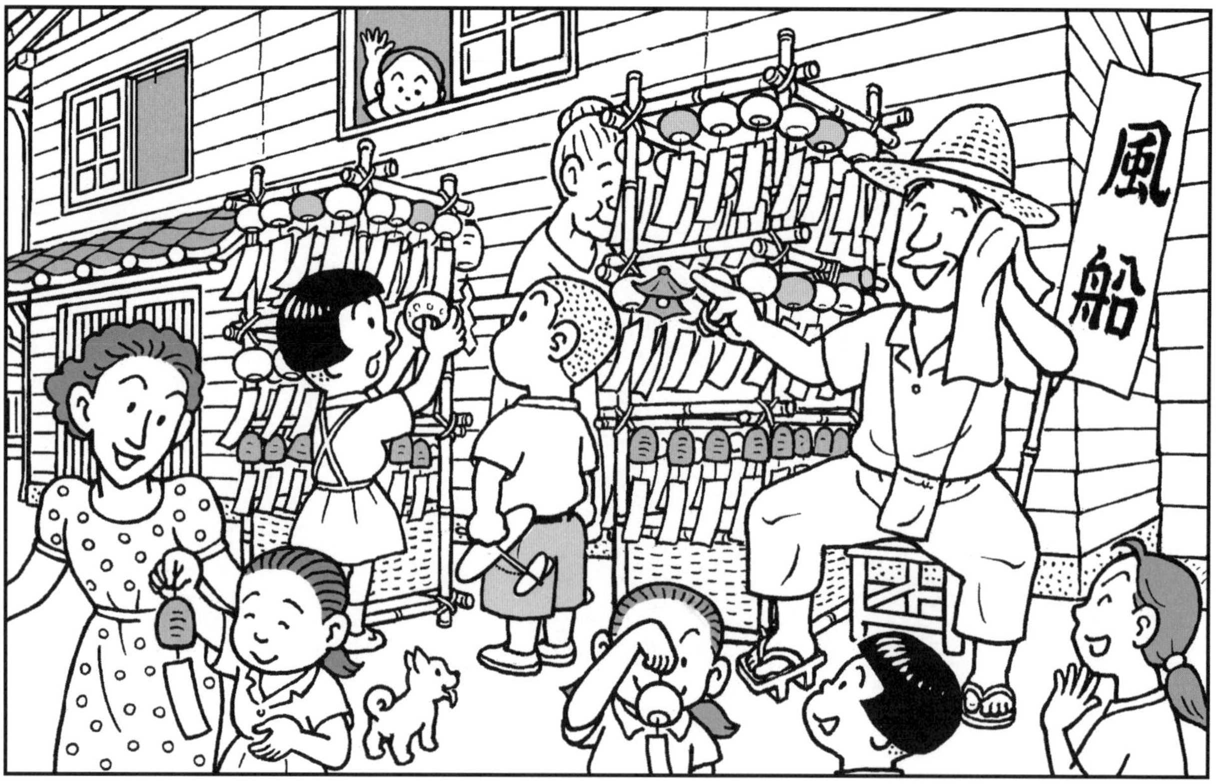

年　　月　　日　名前

完成したら5ページの㉔をぬりましょう
解答は60ページにあります

24 縁日

金魚すくいにかき氷、あれもこれもと目移りしちゃう。下の絵は、上の絵とちがうところが全部で9個あります。見つけたら○で囲んでください。

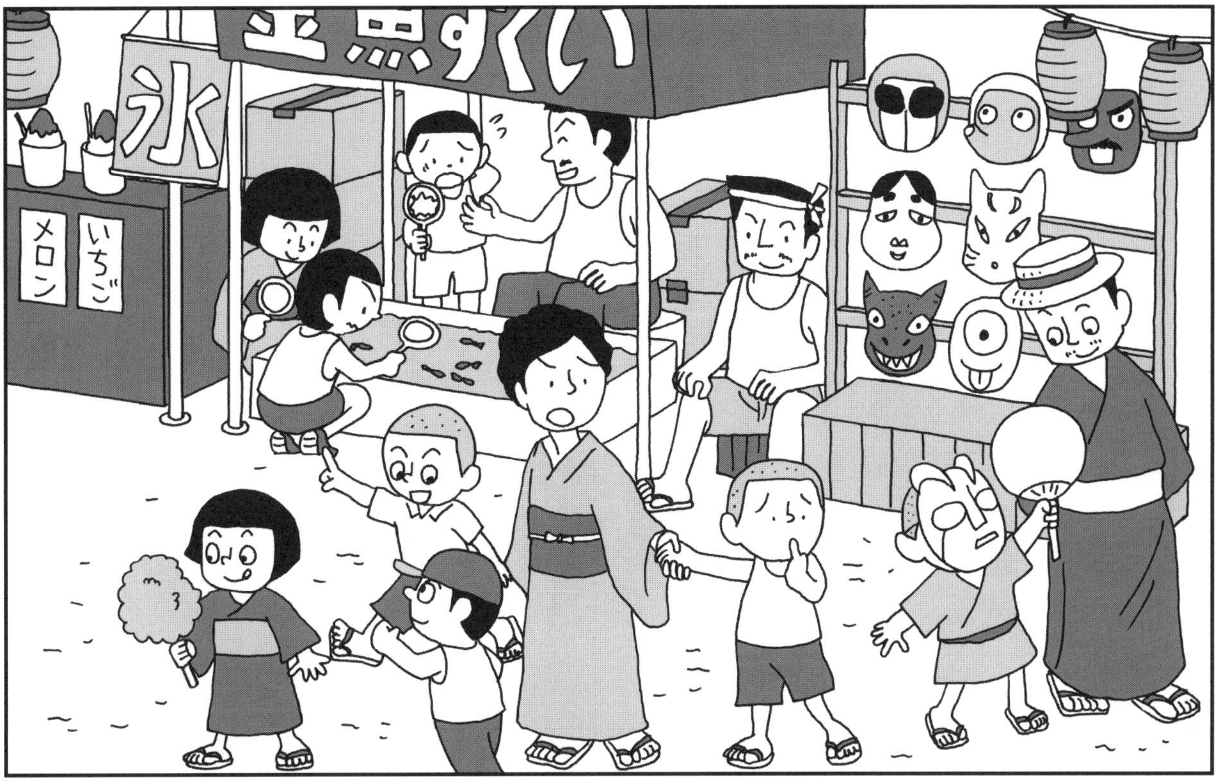

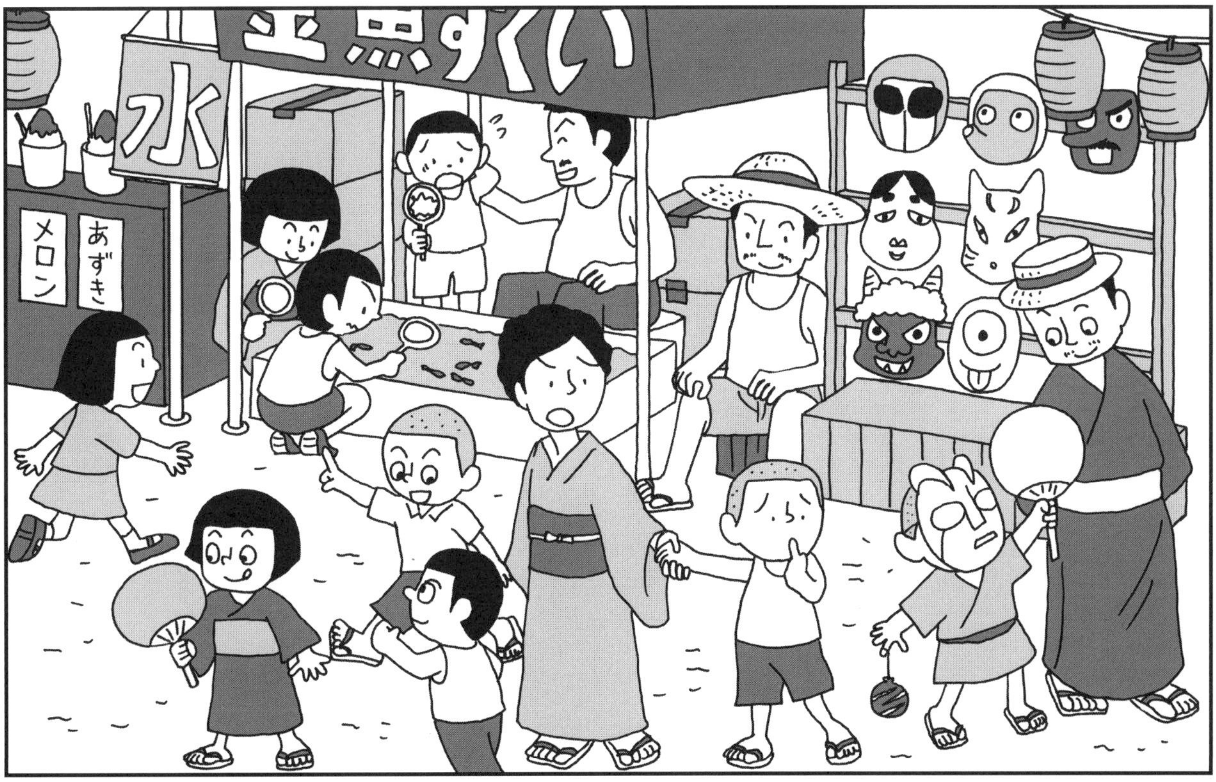

年　　月　　日　名前

解答は60ページにあります

入谷《いりや》朝顔まつり

東京都台東区の入谷朝顔まつりは、日本最大の朝顔市です。右の絵は、左の絵とちがうところが全部で９個あります。見つけたら○で囲んでください。

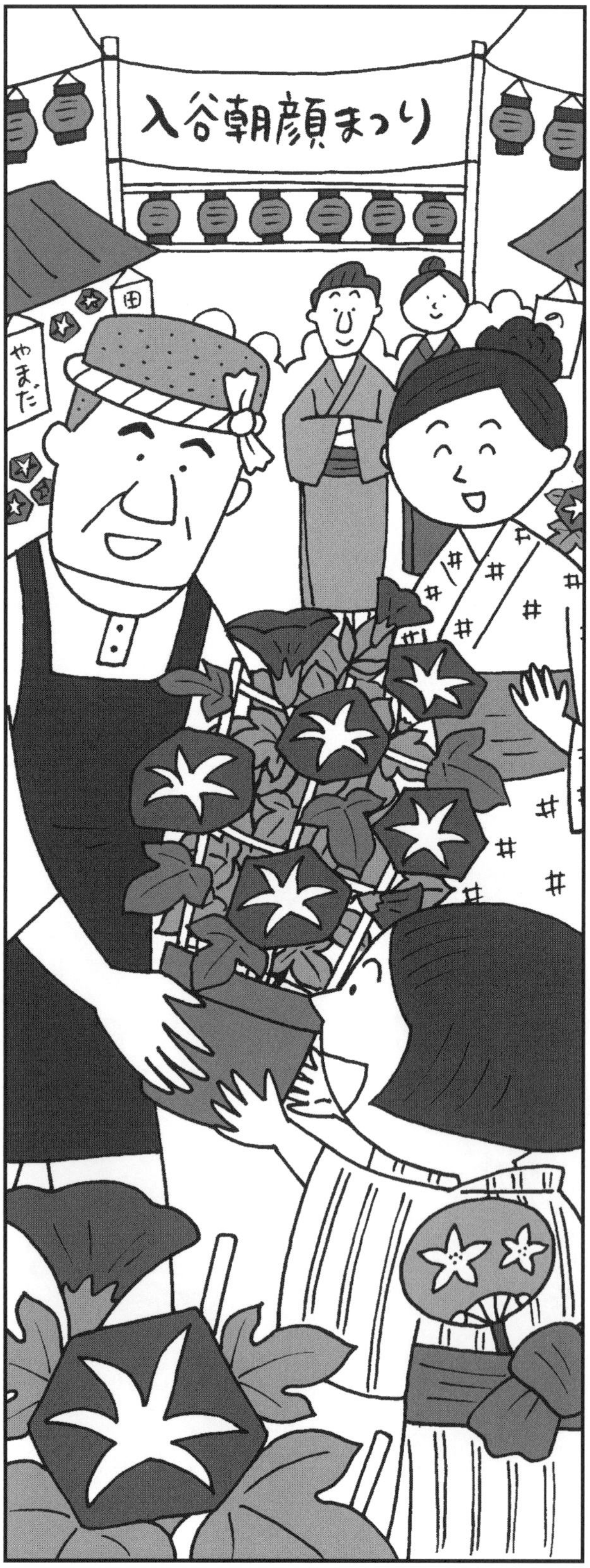

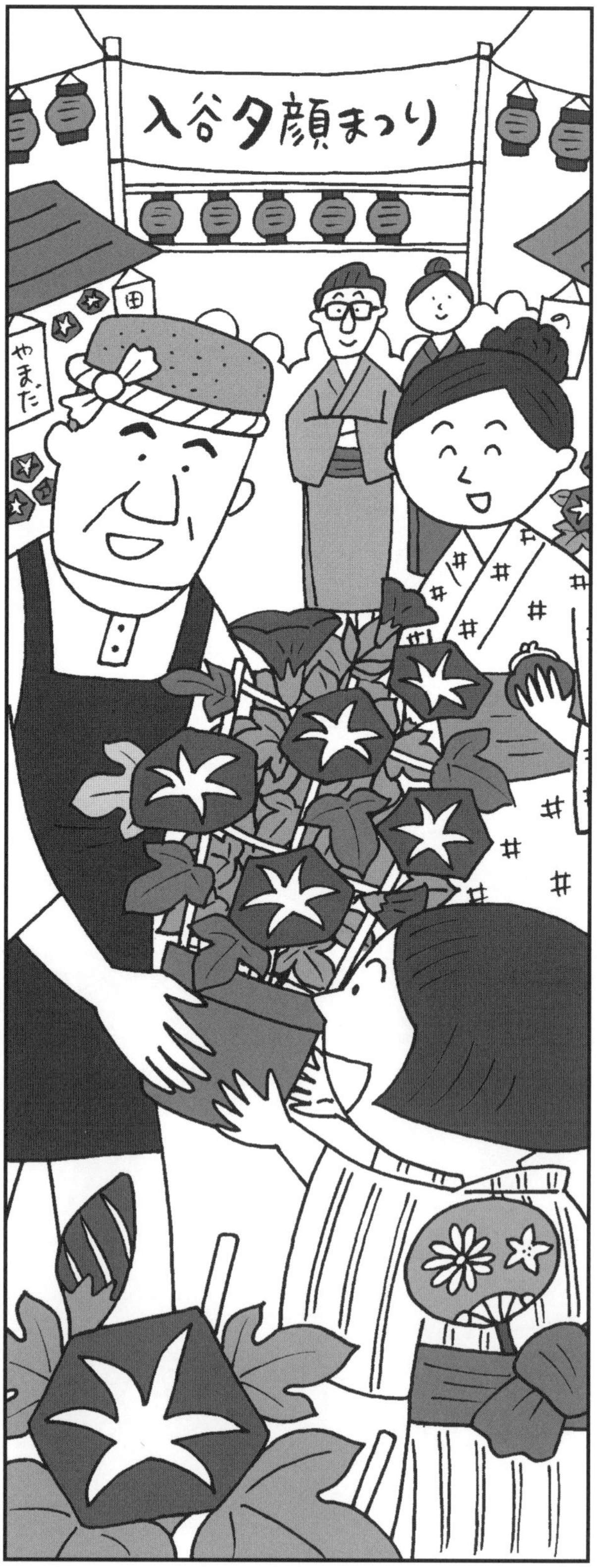

年　　月　　日　名前

パズル

26 七夕

完成したら5ページの㉖をぬりましょう
解答は60ページにあります

空にきれいな天の川が見える夜。短冊に込めた願いが叶うといいな。右の絵は、左の絵とちがうところが全部で9個あります。見つけたら○で囲んでください。

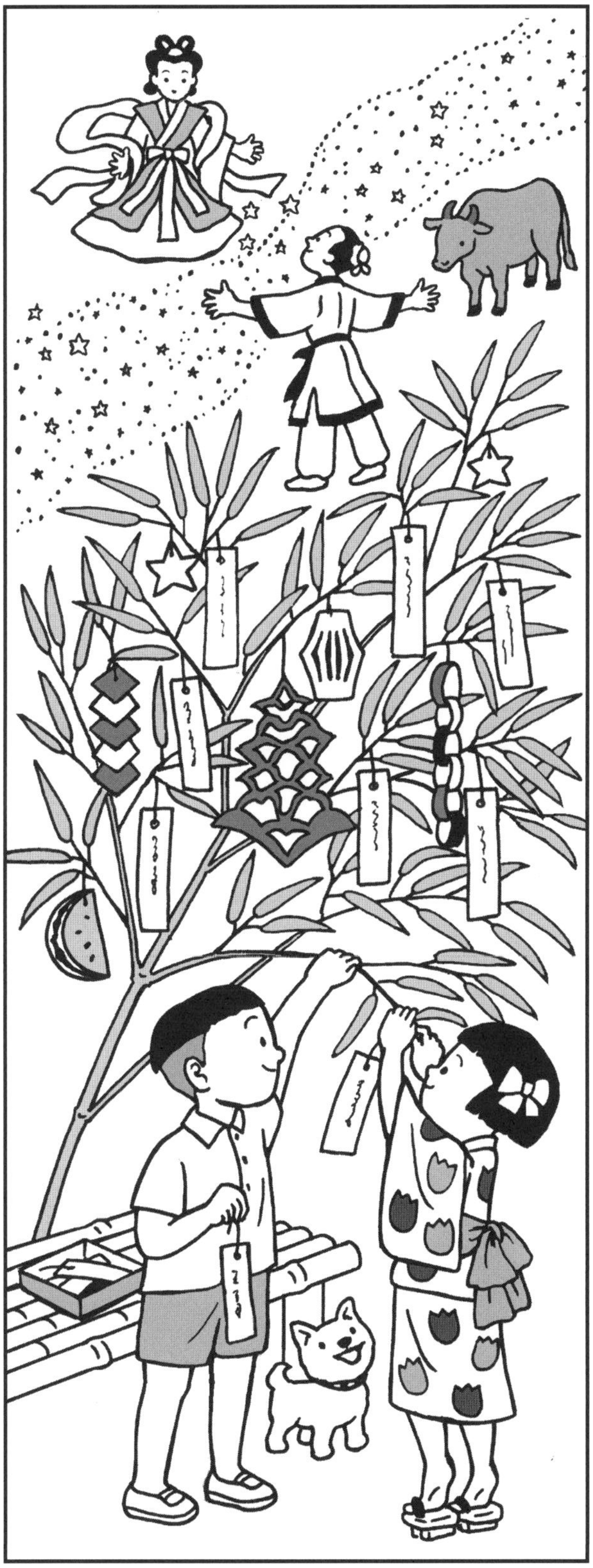

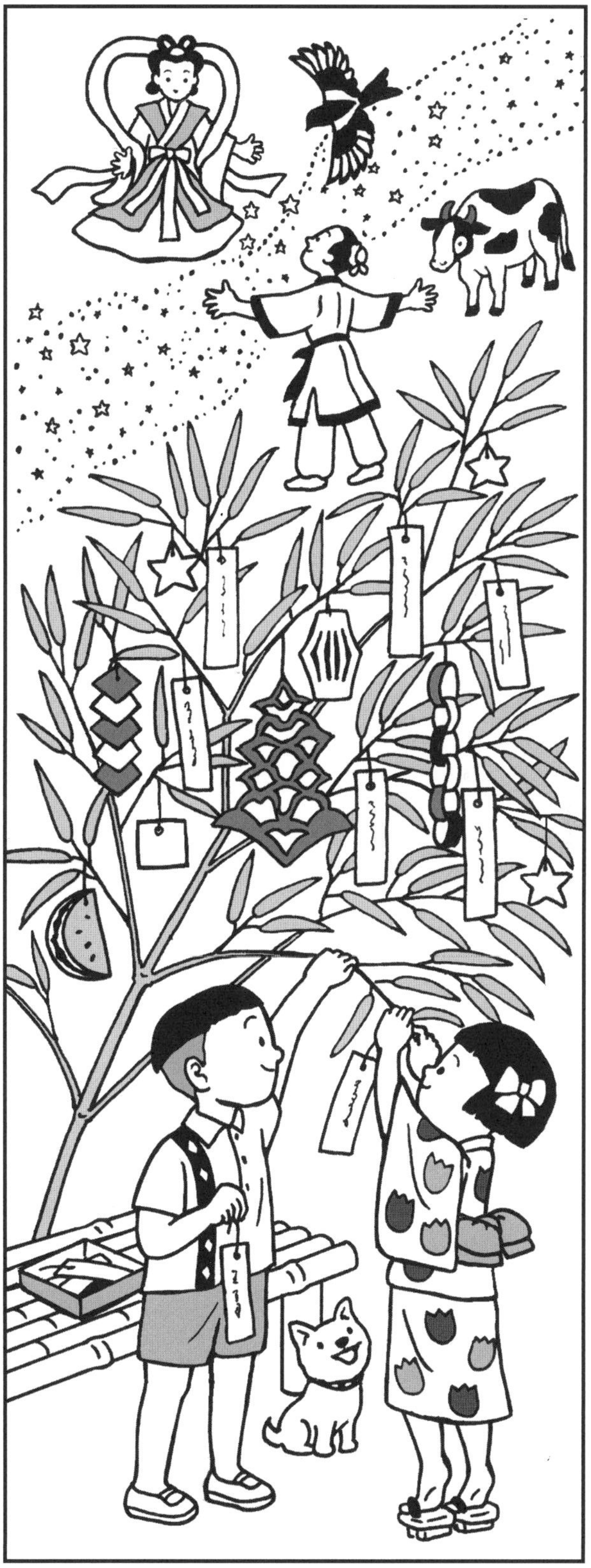

年　　月　　日　名前

パズル

27 おばあちゃんの家で花火

完成したら５ページの㉗をぬりましょう

解答は60ページにあります

夏休みにおばあちゃんの家でした花火。赤や青の光がとってもきれい。右の絵は、左の絵とちがうところが全部で９個あります。見つけたら○で囲んでください。

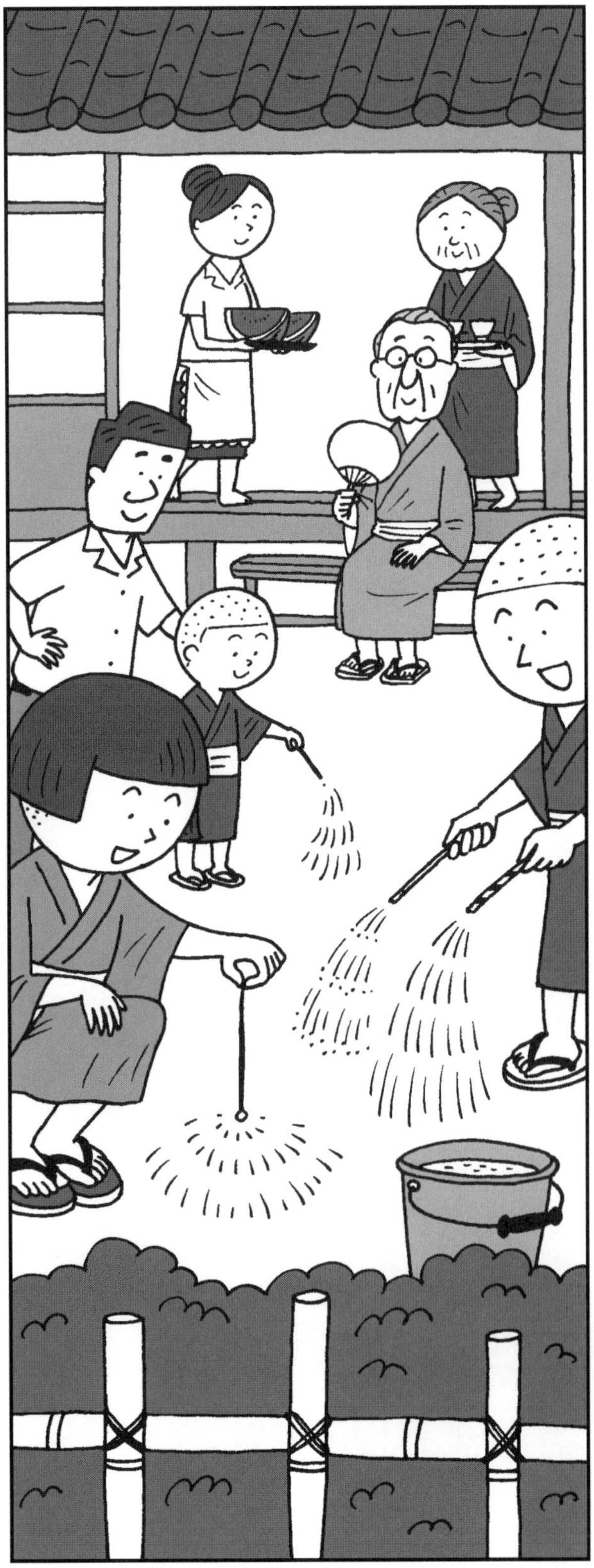

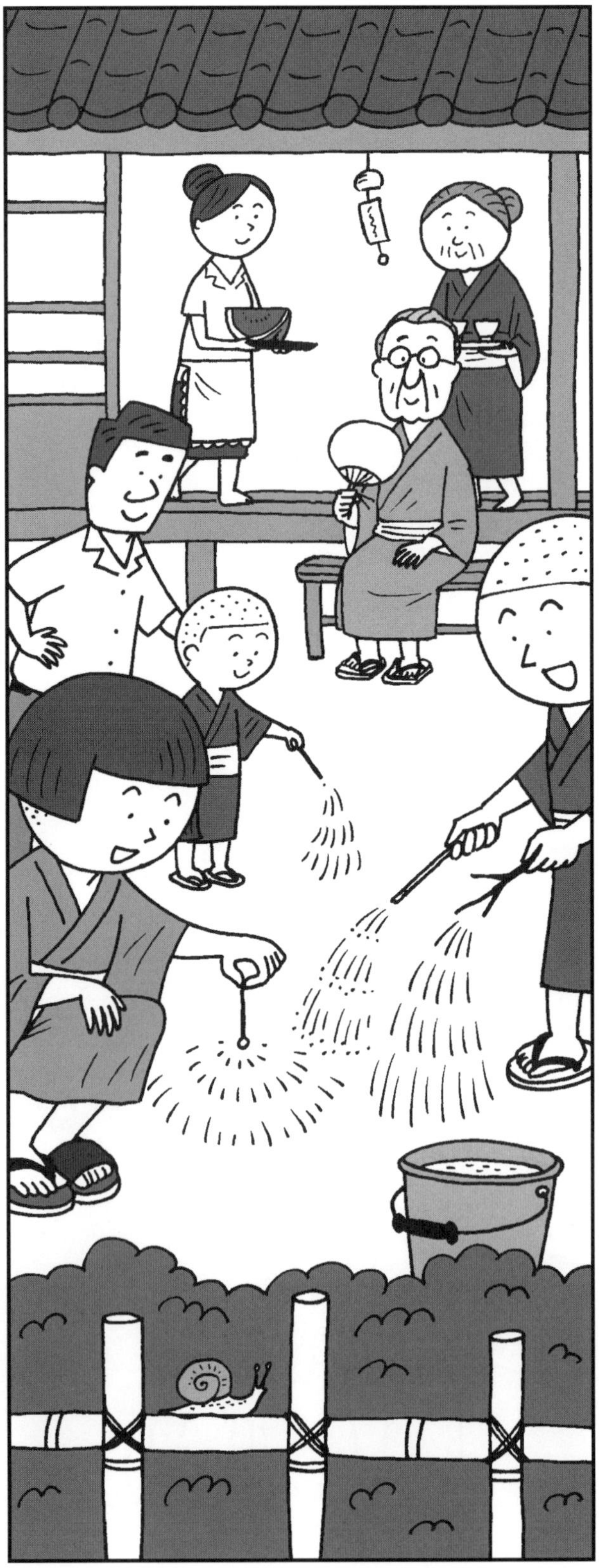

年　　月　　日　名前

パズル

28 井戸水で冷えたスイカ

完成したら5ページの㉘をぬりましょう

解答は60ページにあります

ジャバジャバと出る井戸水で冷えたスイカがとってもおいしそう。右の絵は、左の絵とちがうところが全部で9個あります。見つけたら○で囲んでください。

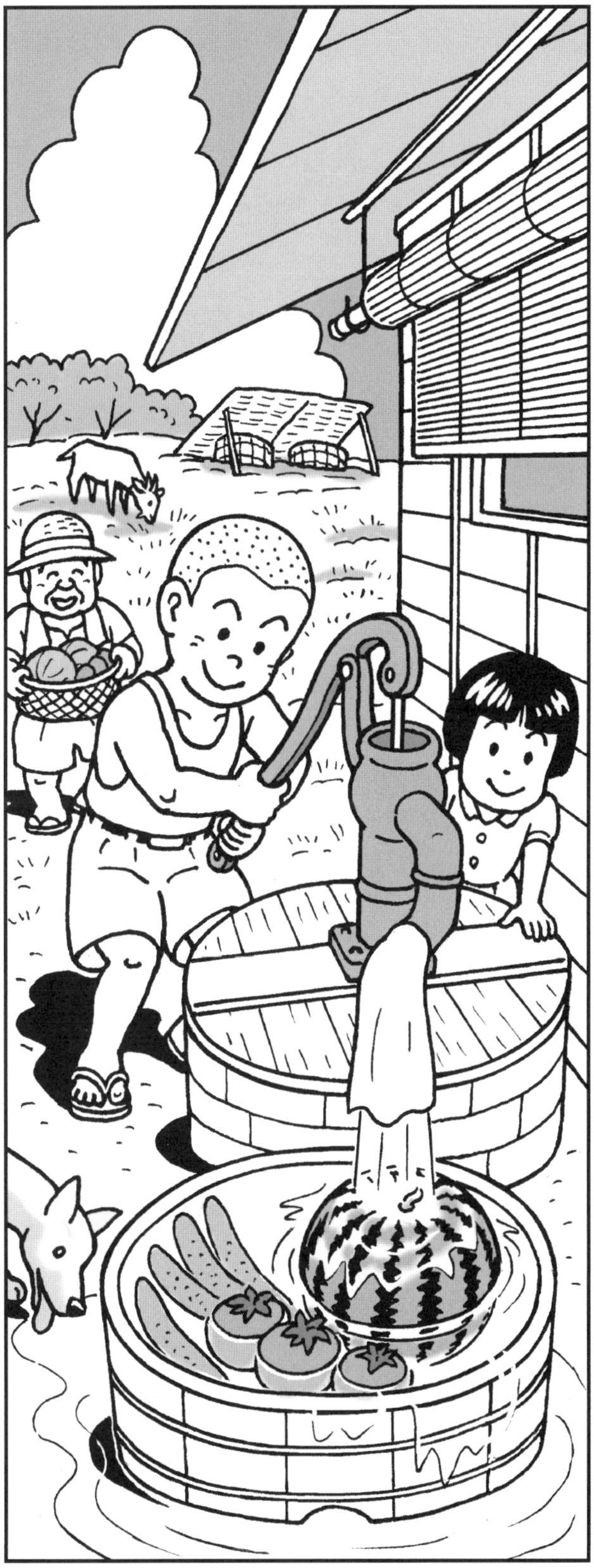

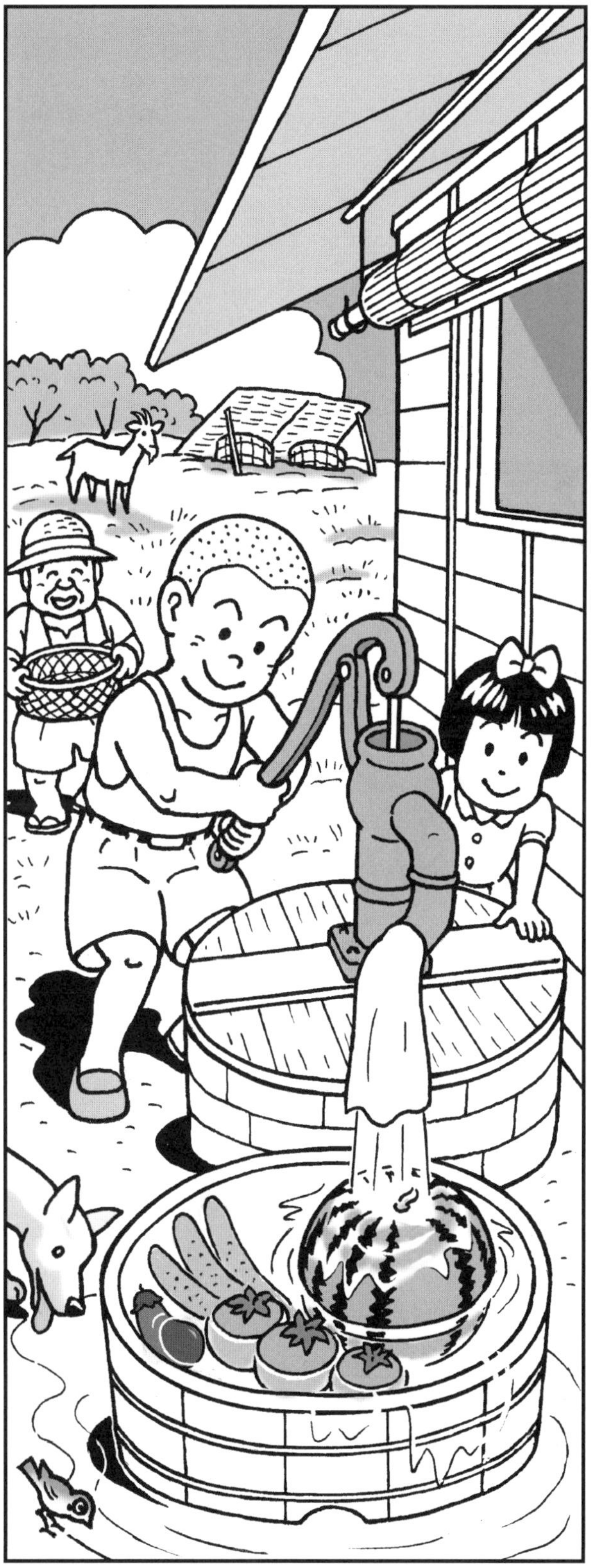

年　月　日　名前

パズル

29 登山ブーム

完成したら 5 ページの 29 をぬりましょう

解答は 60 ページにあります

昭和 30 年過ぎに登山ブームが到来。絶景を眺めながらヤッホー！　右の絵は、左の絵とちがうところが全部で 10 個あります。見つけたら○で囲んでください。

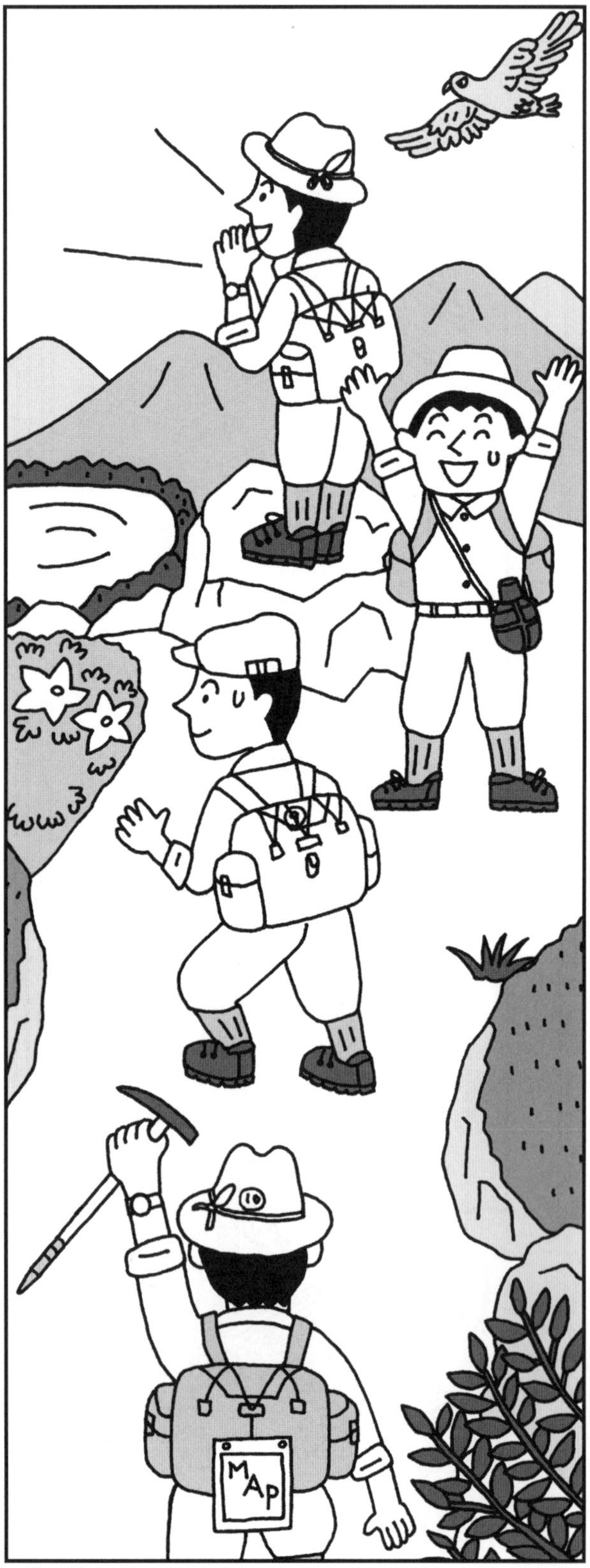

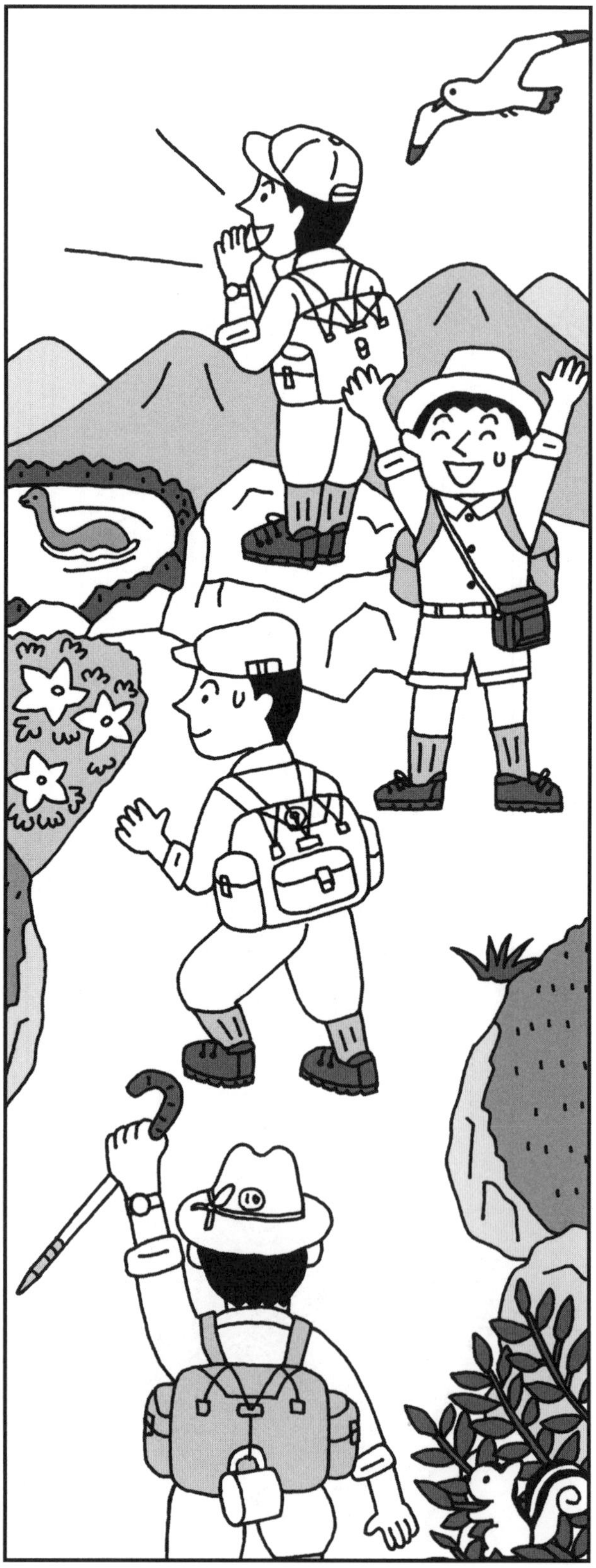

年　　月　　日　名前

パズル

30 駄菓子屋さん

完成したら5ページの30をぬりましょう

解答は61ページにあります

お菓子を選ぶ子どもたちは、誰もが目をキラキラさせています。下の絵は、上の絵とちがうところが全部で10個あります。見つけたら○で囲んでください。

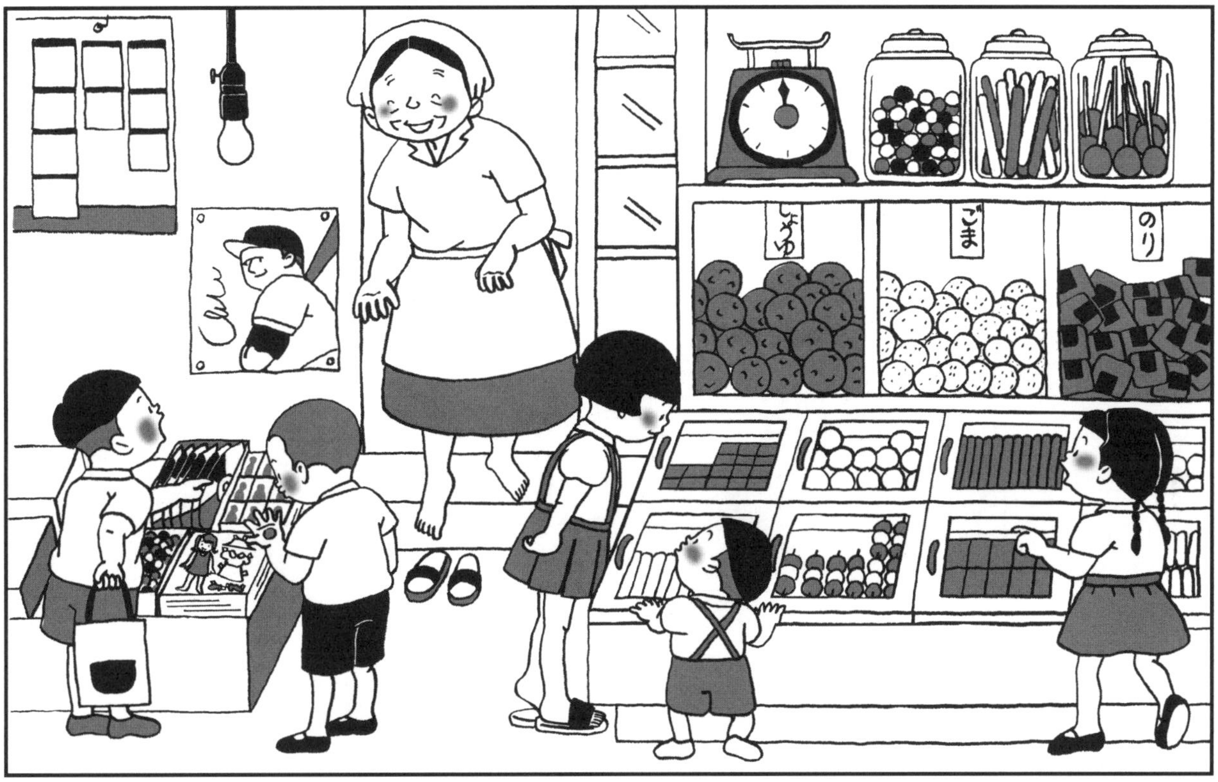

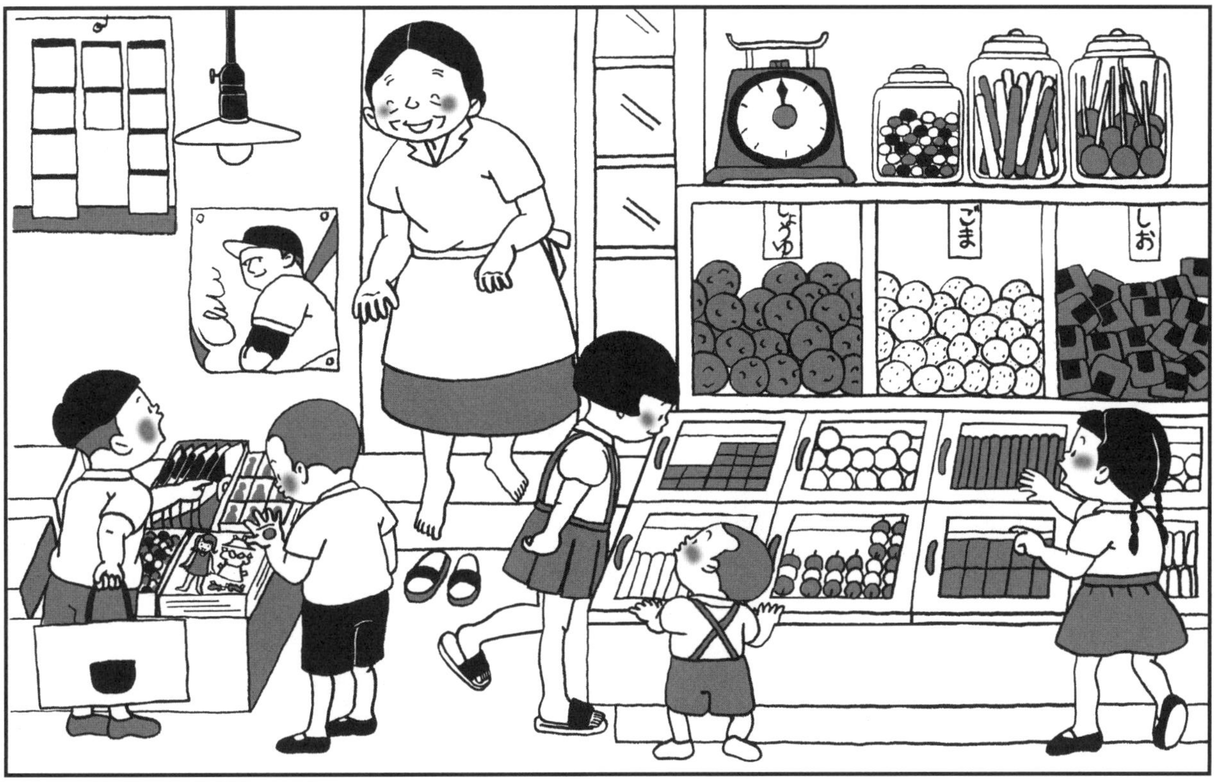

年　月　日　名前

解答は61ページにあります

東京タワーとオート三輪

情緒溢れる町並みを見守る東京タワーが完成したのは昭和33年でした。下の絵は、上の絵とちがうところが全部で10個あります。見つけたら○で囲んでください。

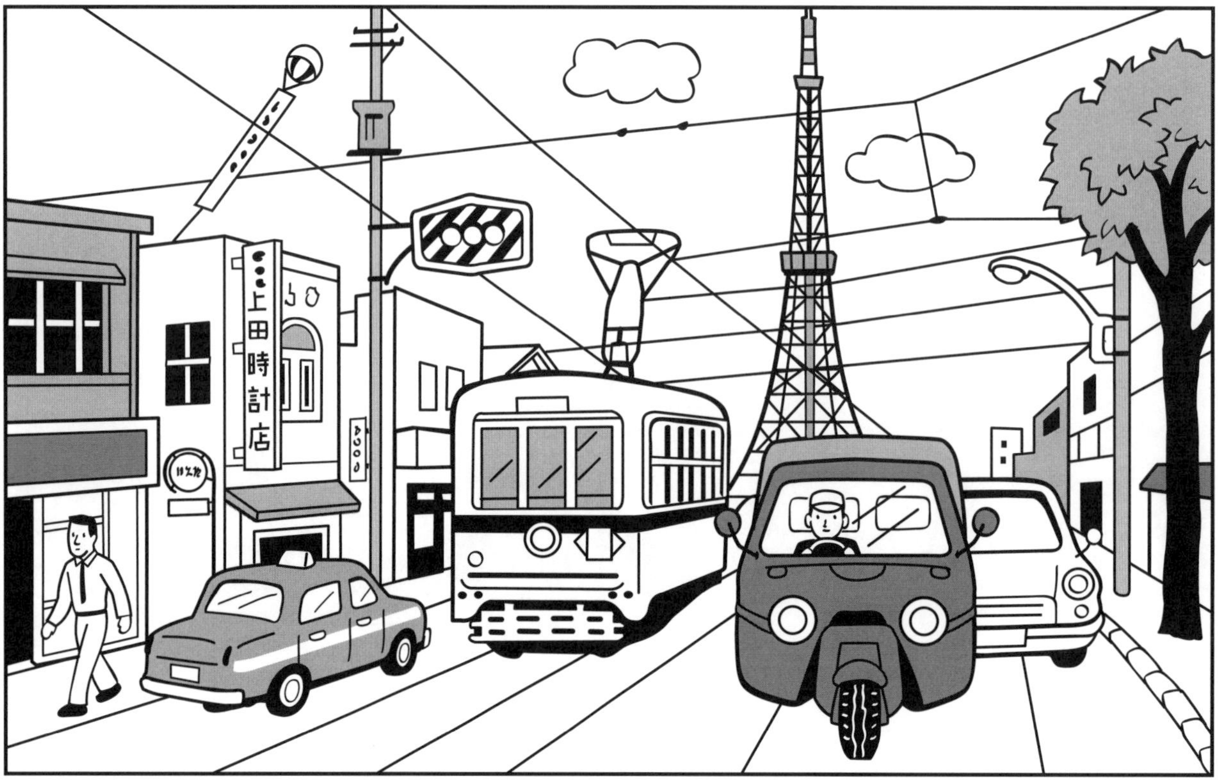

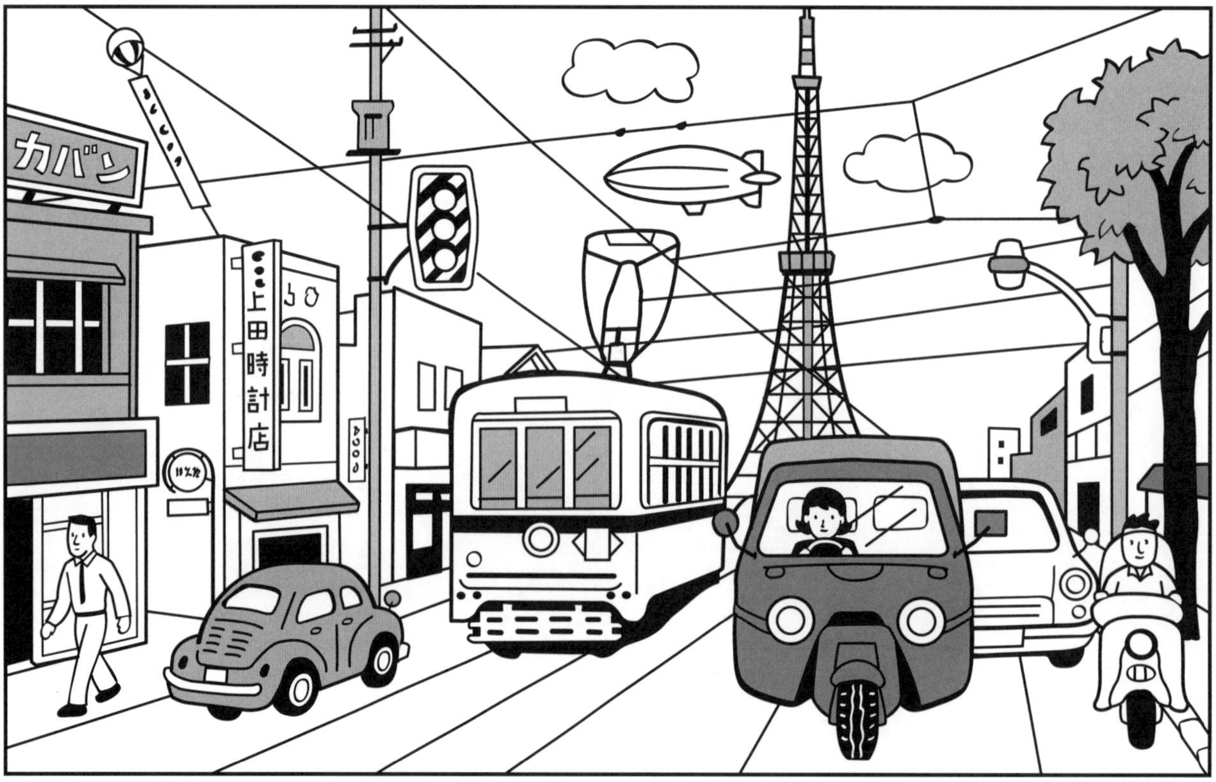

年　　月　　日　名前

パズル

32 土管のある広場

完成したら5ページの32をぬりましょう
解答は61ページにあります

放課後はいつもの原っぱに集合！　晩ごはんの時間まで遊ぼうね。下の絵は、上の絵とちがうところが全部で10個あります。見つけたら○で囲んでください。

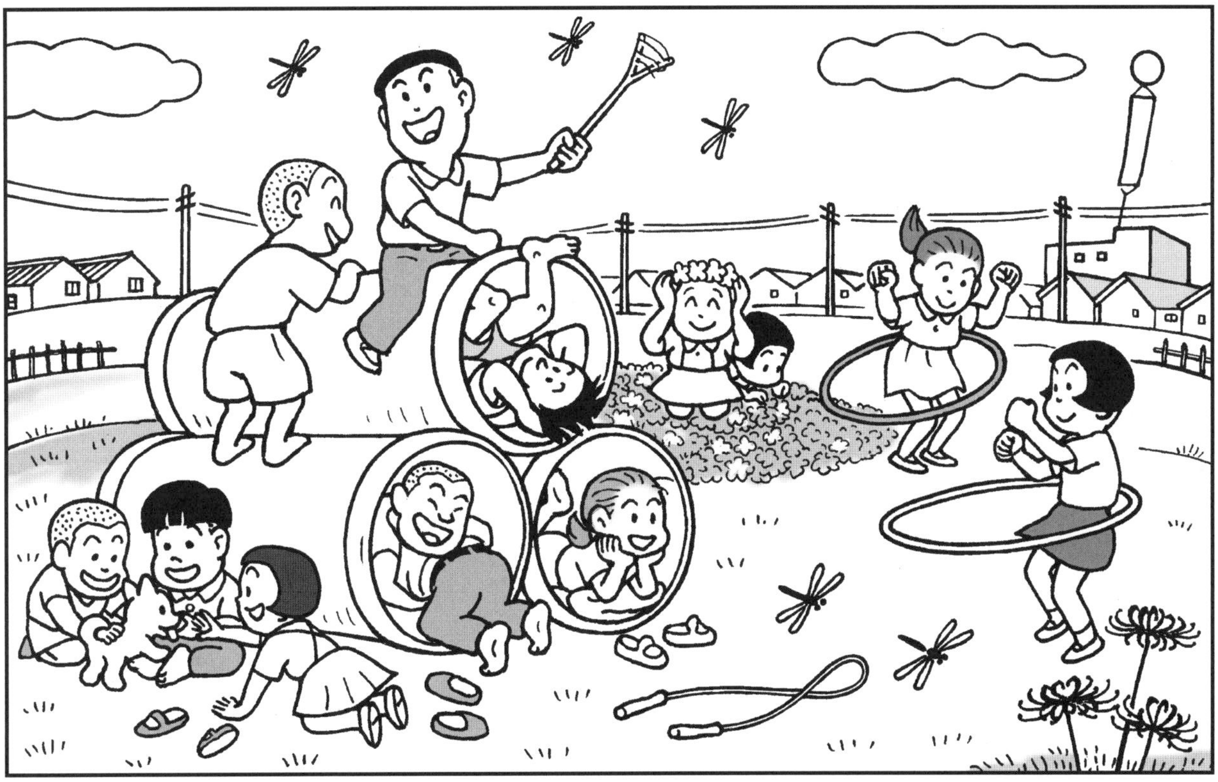

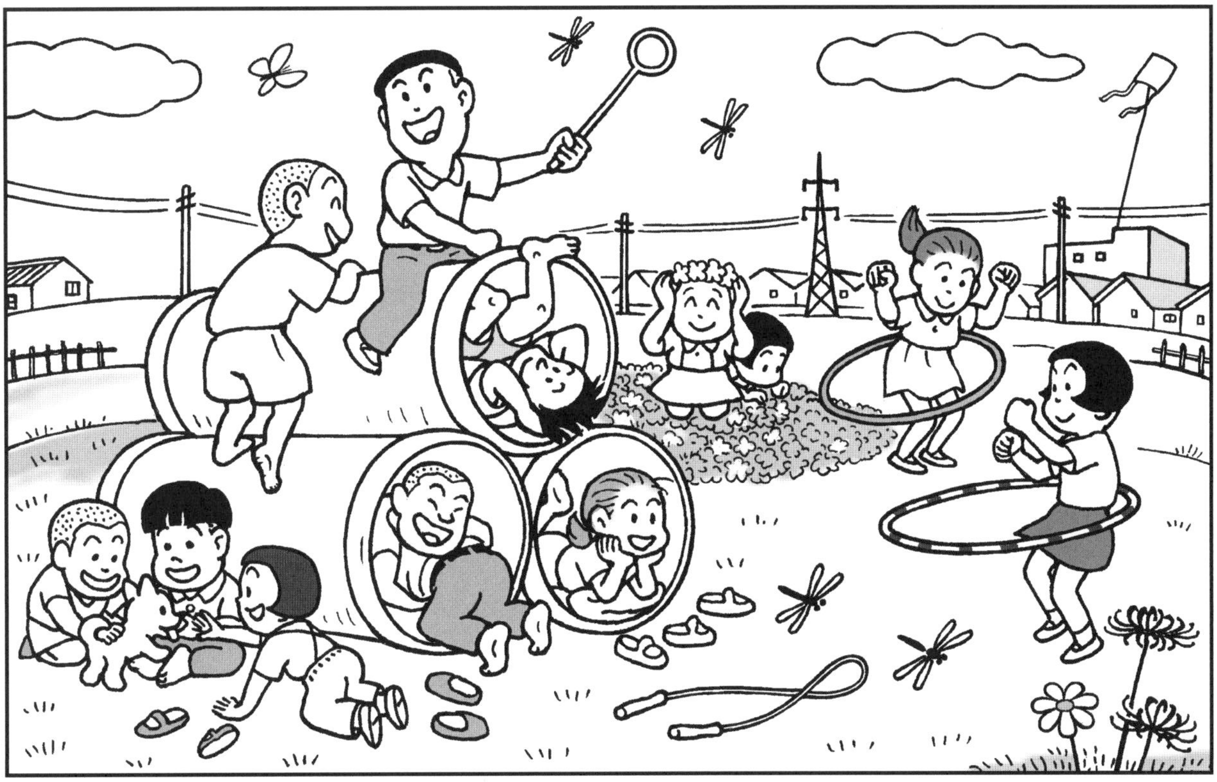

年　　月　　日　名前

パズル
33
完成したら５ページの33をぬりましょう
解答は 61 ページにあります

敬老の日

いつも遊んでくれるおばあちゃん。ずっと健康でいてね！　下の絵は、上の絵とちがうところが全部で 10 個あります。見つけたら○で囲んでください。

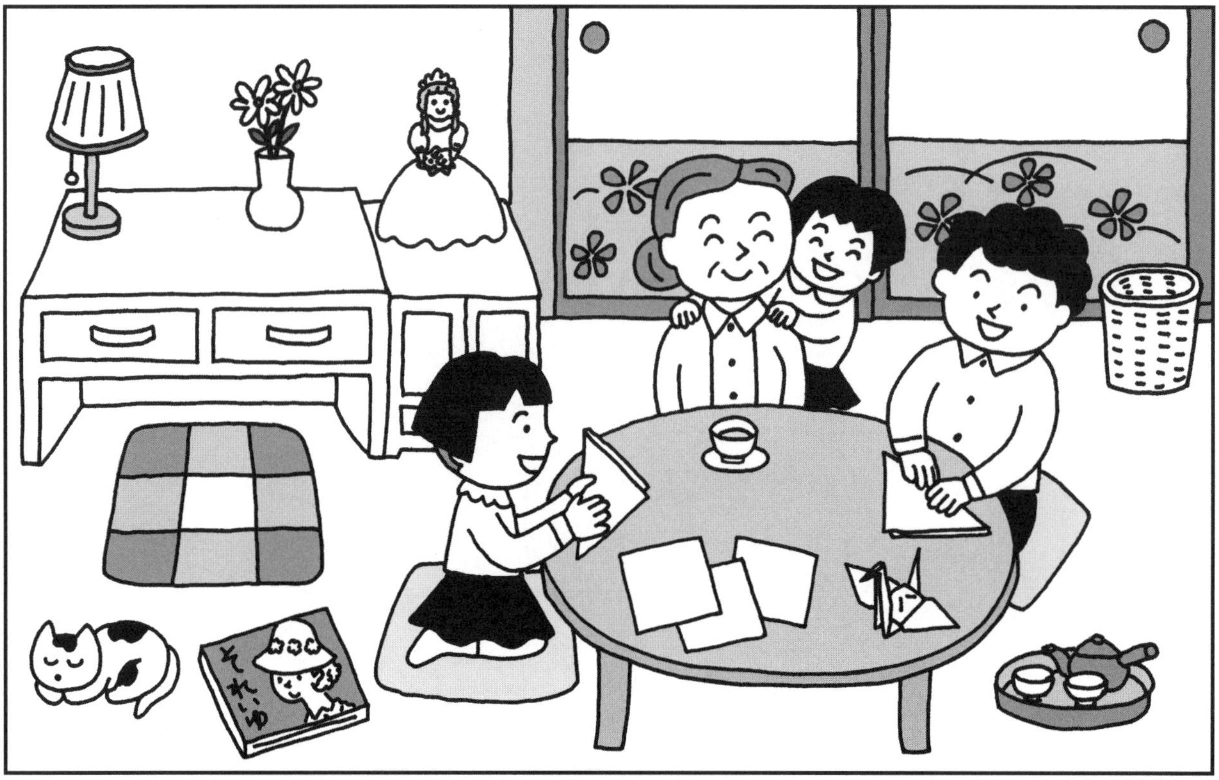

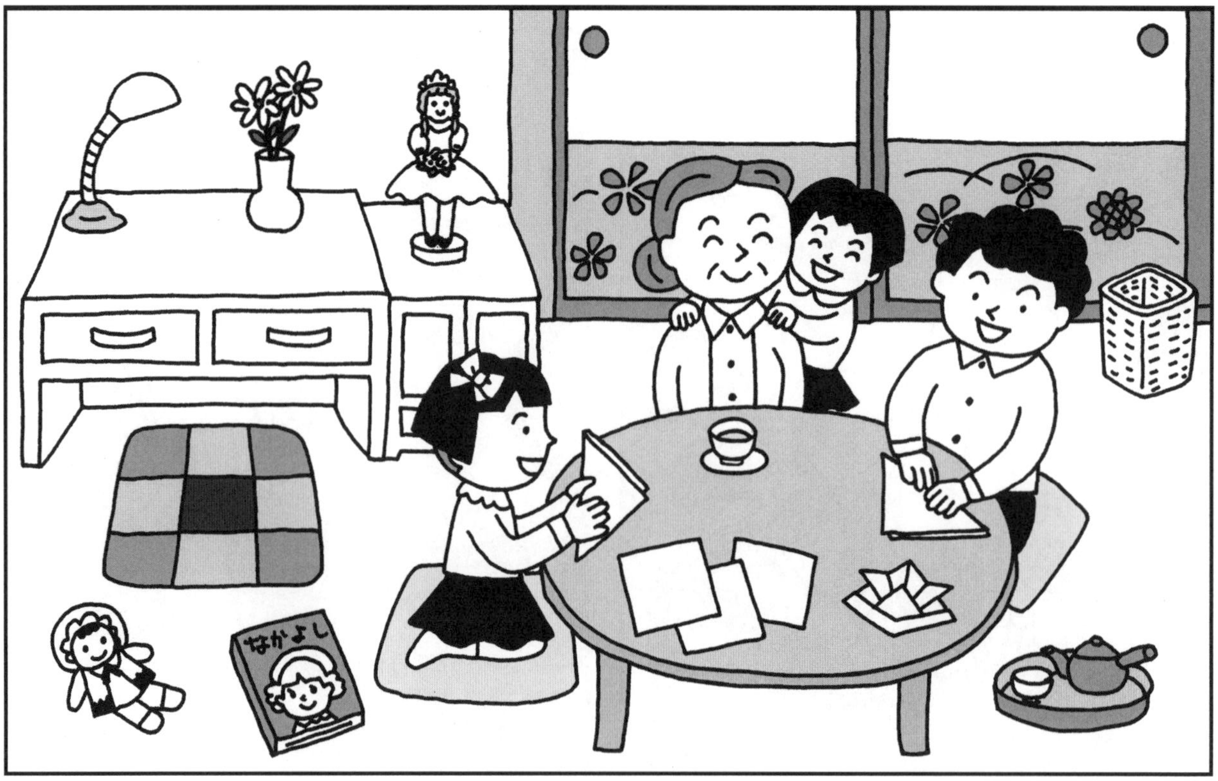

年　月　日　名前

パズル

34 ジャズ喫茶

完成したら５ページの34をぬりましょう
解答は61ページにあります

大音量のジャズに耳を傾けながら、にがめのコーヒーを一杯。右の絵は、左の絵とちがうところが全部で10個あります。見つけたら○で囲んでください。

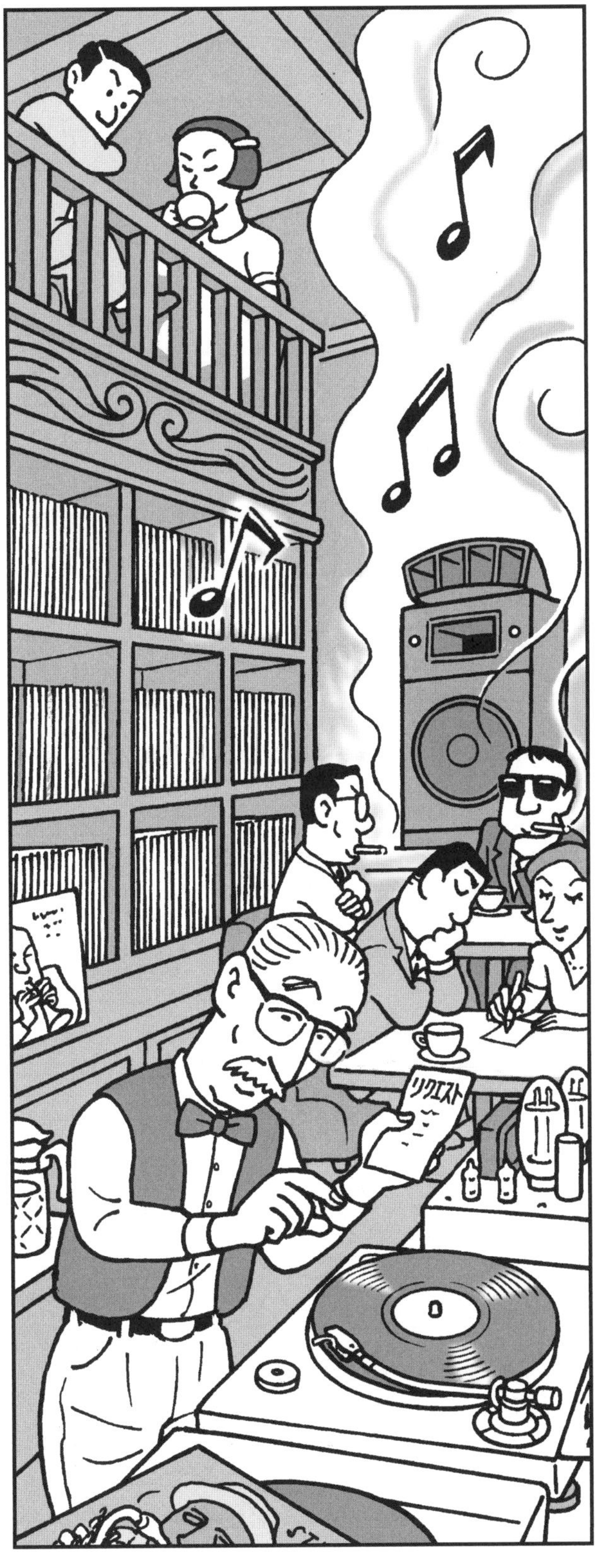

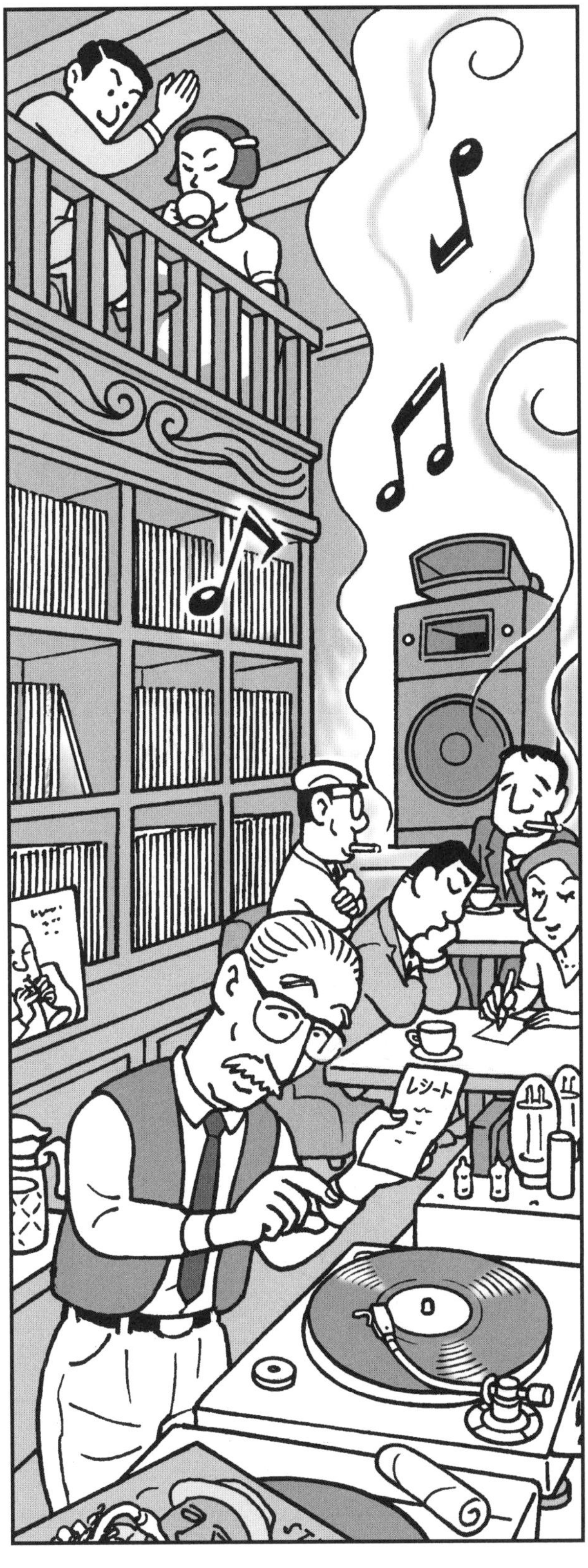

年　　月　　日　名前

パズル 35

完成したら５ページの㉟をぬりましょう
解答は61ページにあります

東京五輪（昭和39年）

東洋の魔女と呼ばれた女子バレーボール日本代表チームが金メダルの快挙！　下の絵は、上の絵とちがうところが全部で10個あります。見つけたら◯で囲んでください。

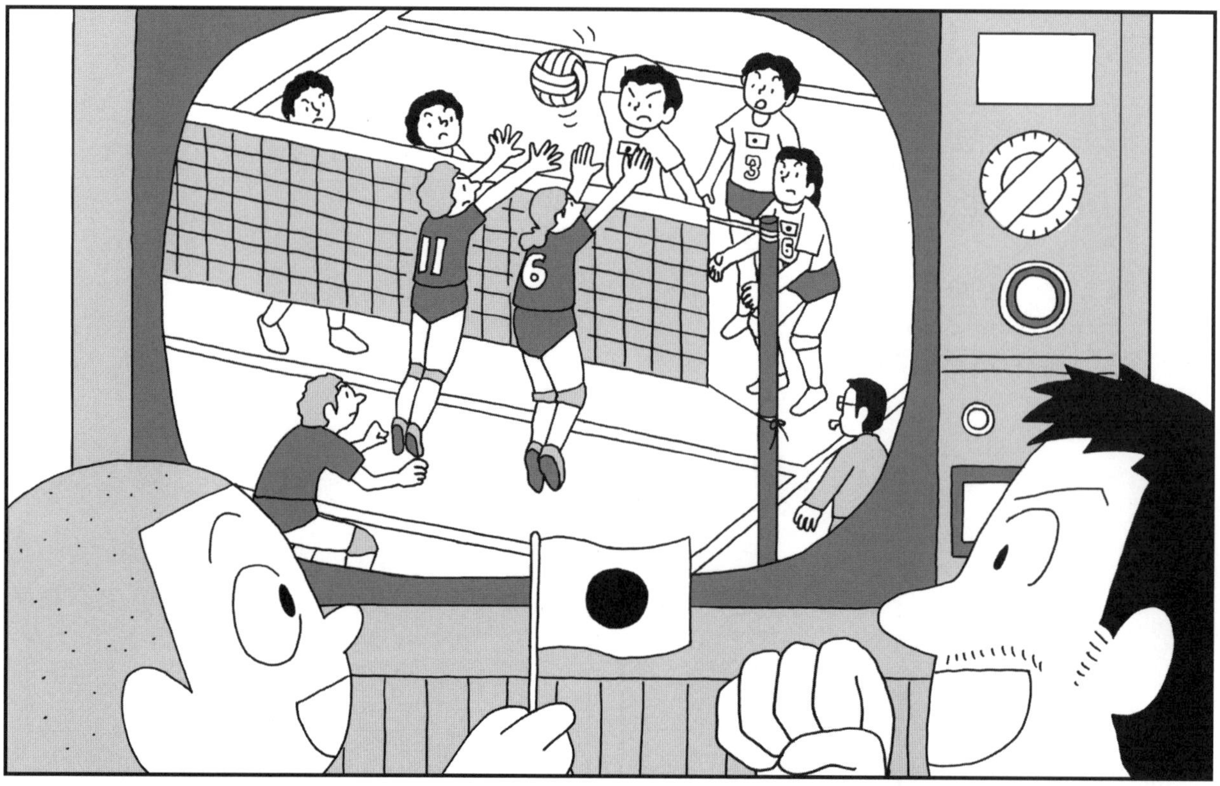

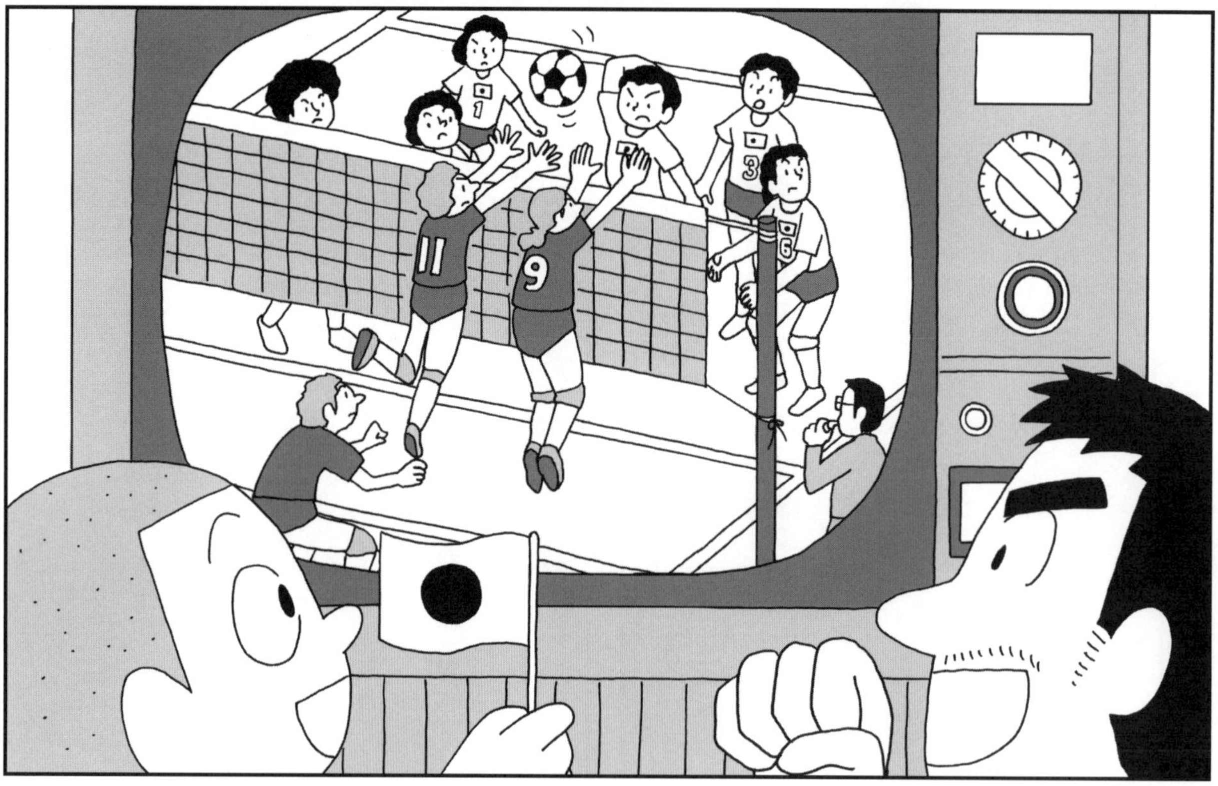

年　　月　　日　名前

パズル

36 七輪でさんまを焼く

完成したら5ページの36をぬりましょう
解答は62ページにあります

うちわでパタパタ、七輪でさんまを焼くいい香りが広がります。下の絵は、上の絵とちがうところが全部で11個あります。見つけたら○で囲んでください。

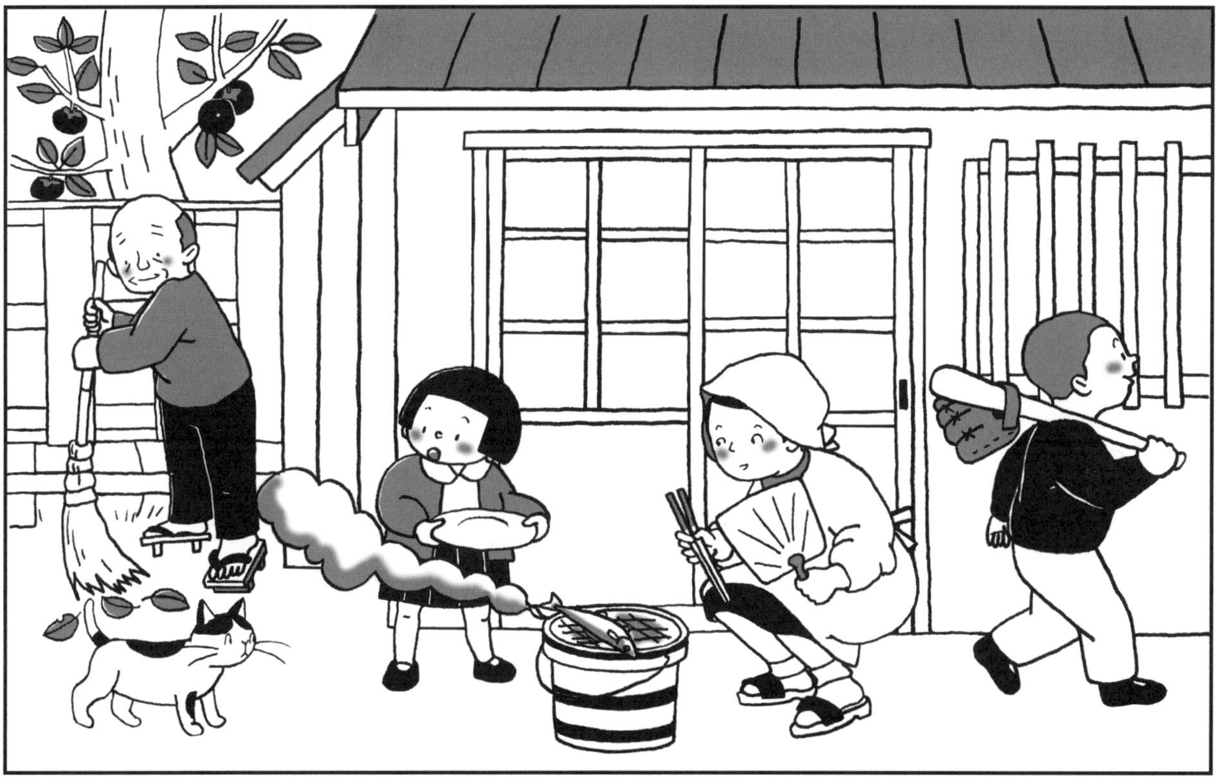

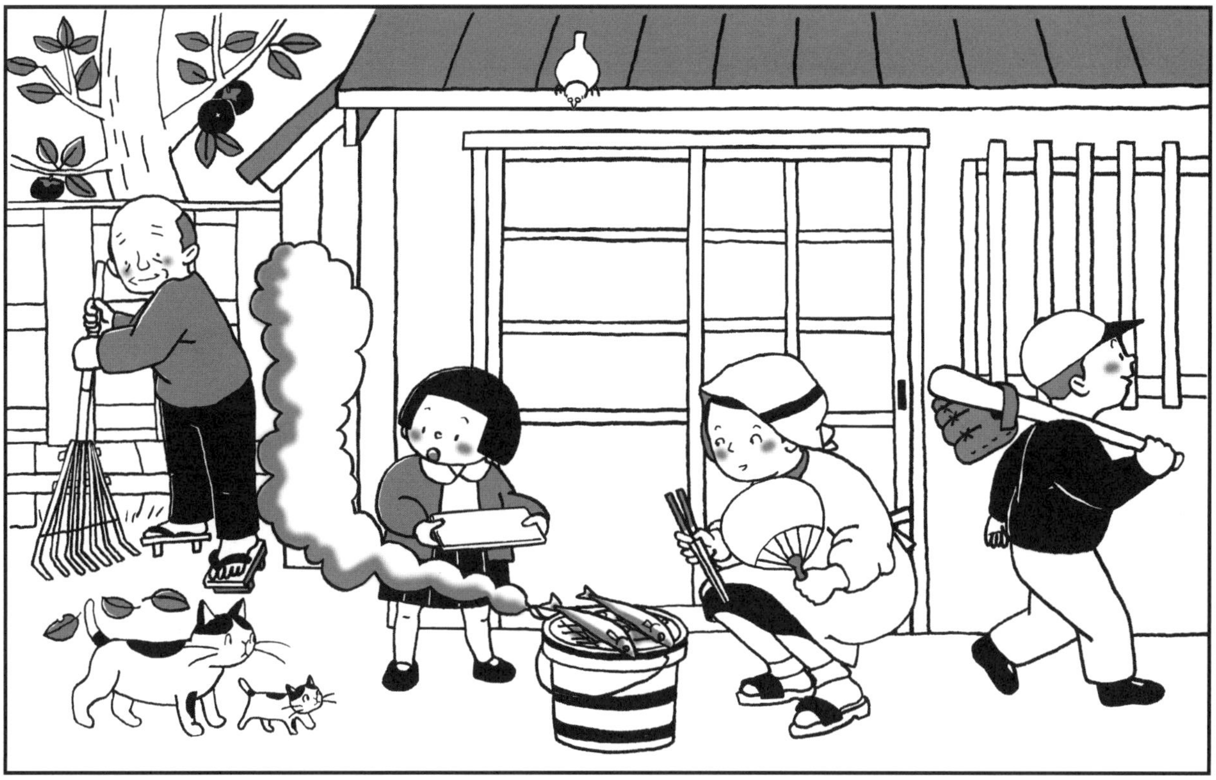

年　月　日　名前

パズル

37 運動会の徒競走

完成したら5ページの37をぬりましょう

解答は62ページにあります

よーい、ドン！　運動会の花形、徒競走。応援にも熱が入ります。下の絵は、上の絵とちがうところが全部で11個あります。見つけたら○で囲んでください。

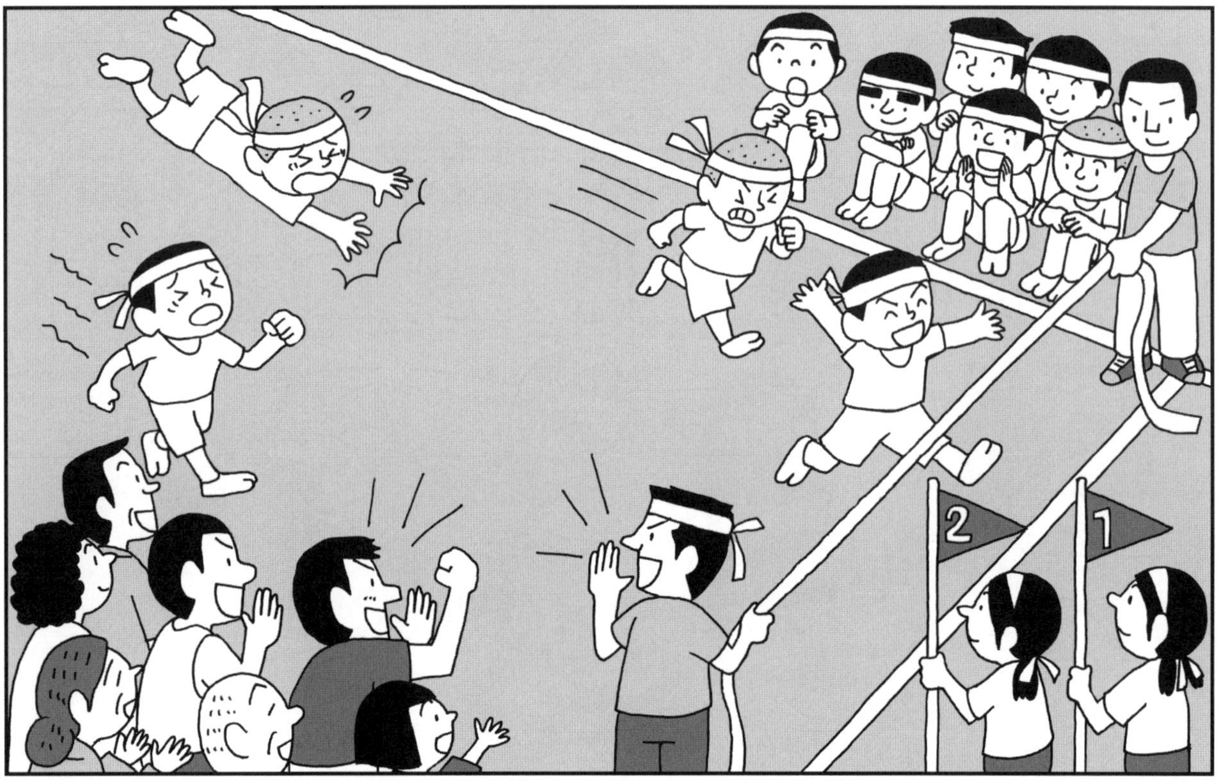

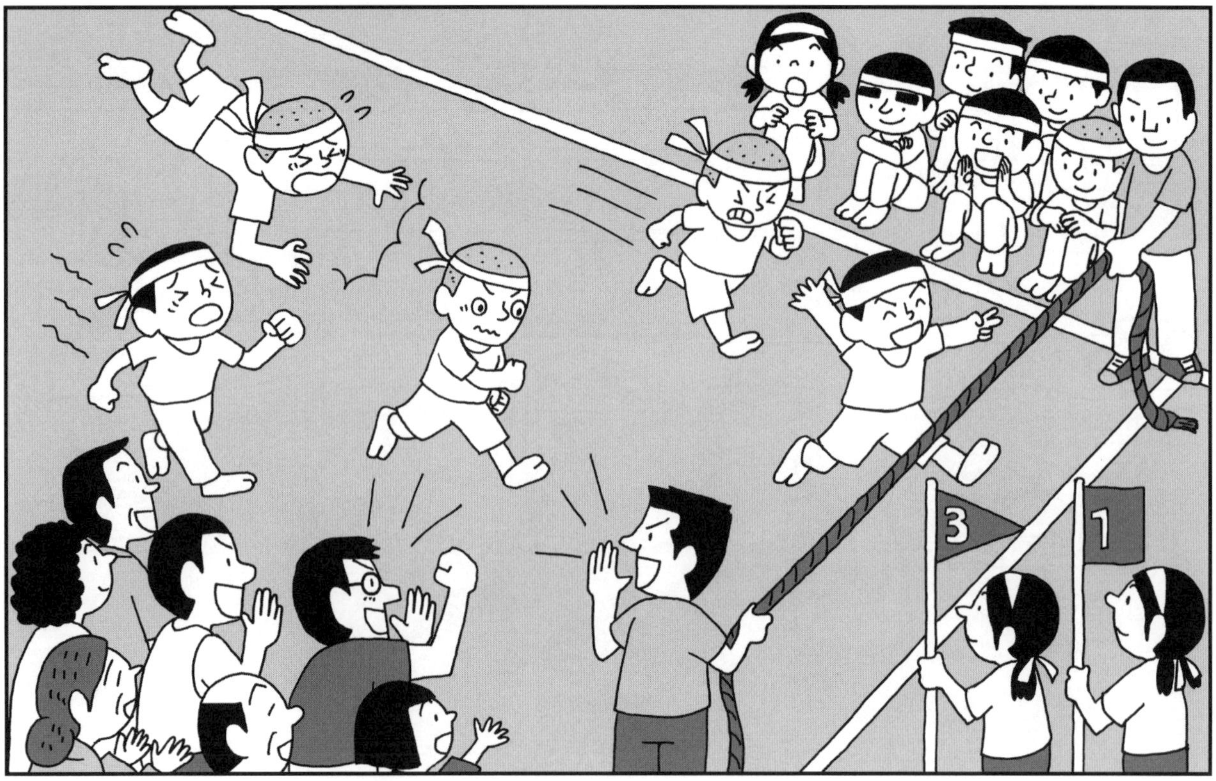

年　　月　　日　名前

パズル

38 御用聞きのお兄さん

解答は62ページにあります

「ご注文の日本酒をお持ちしました！」今日もお得意様を回ります。下の絵は、上の絵とちがうところが全部で11個あります。見つけたら○で囲んでください。

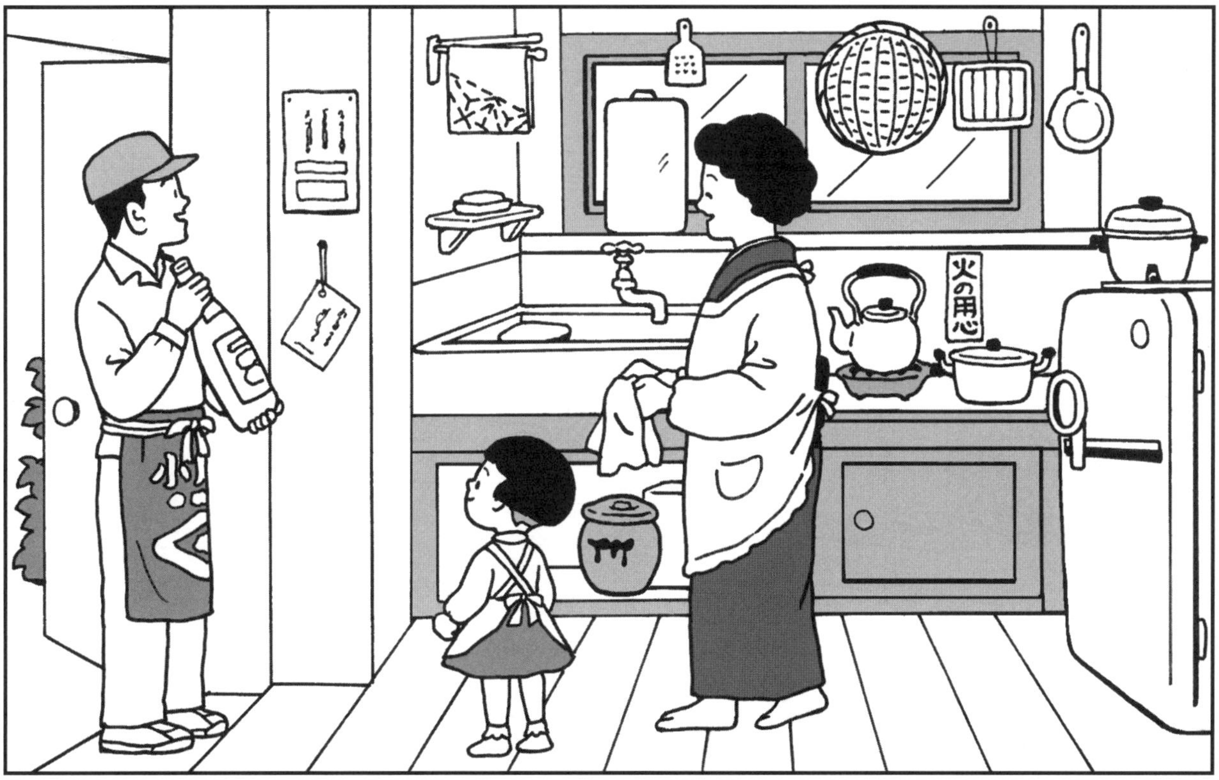

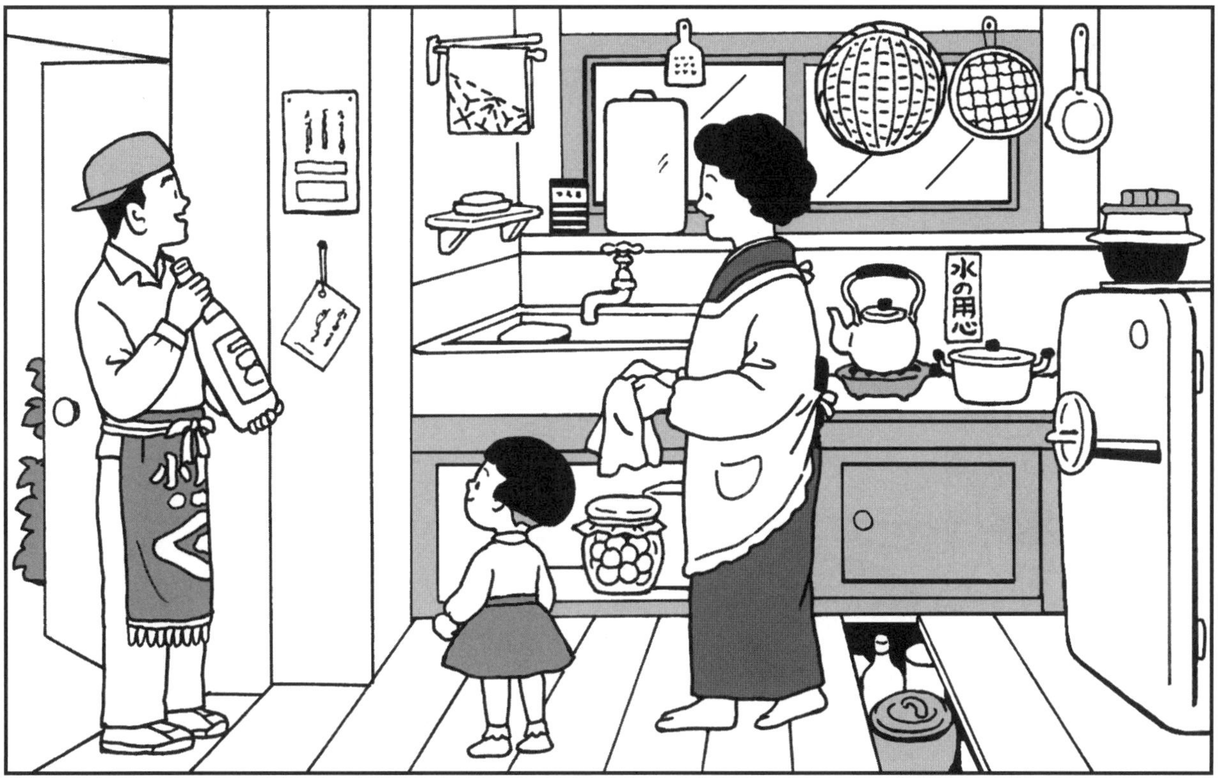

年　月　日　名前

パズル

39 駅員さんの切符切り

解答は62ページにあります

多くの人で賑わう改札口。駅員さんが切符を切る心地よい音が響きます。下の絵は、上の絵とちがうところが全部で11個あります。見つけたら◯で囲んでください。

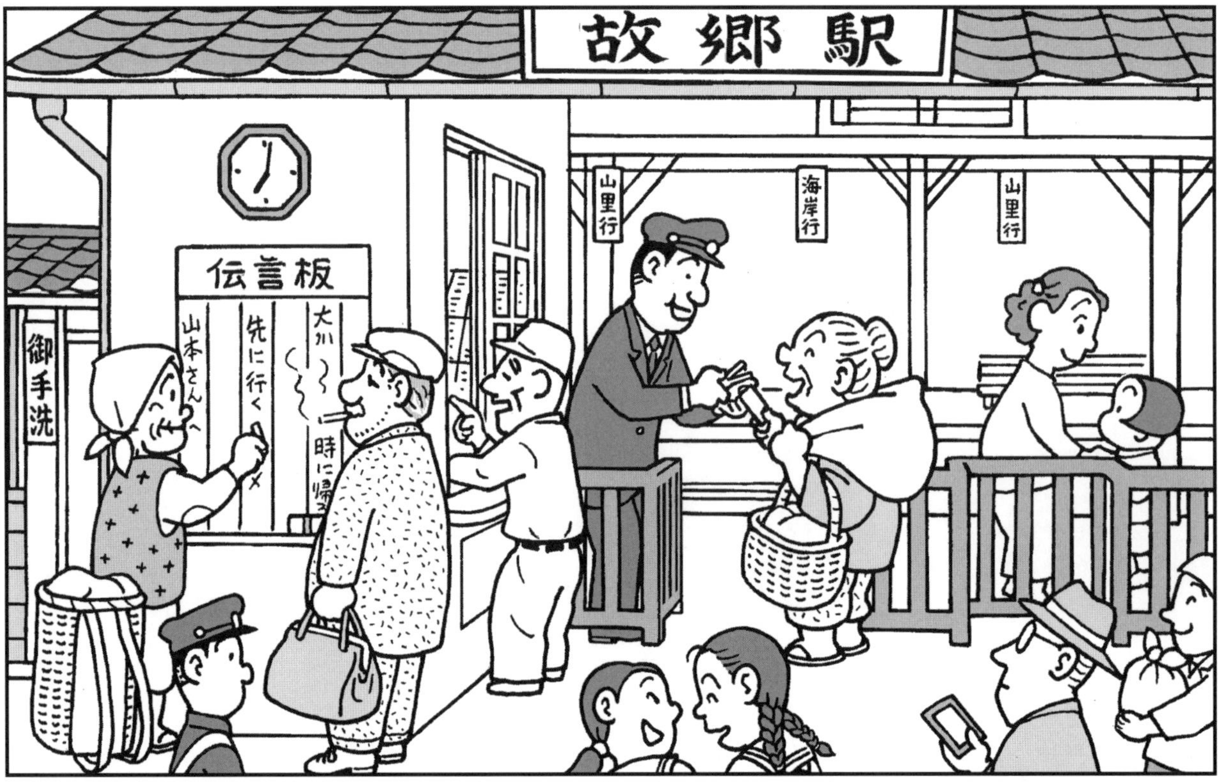

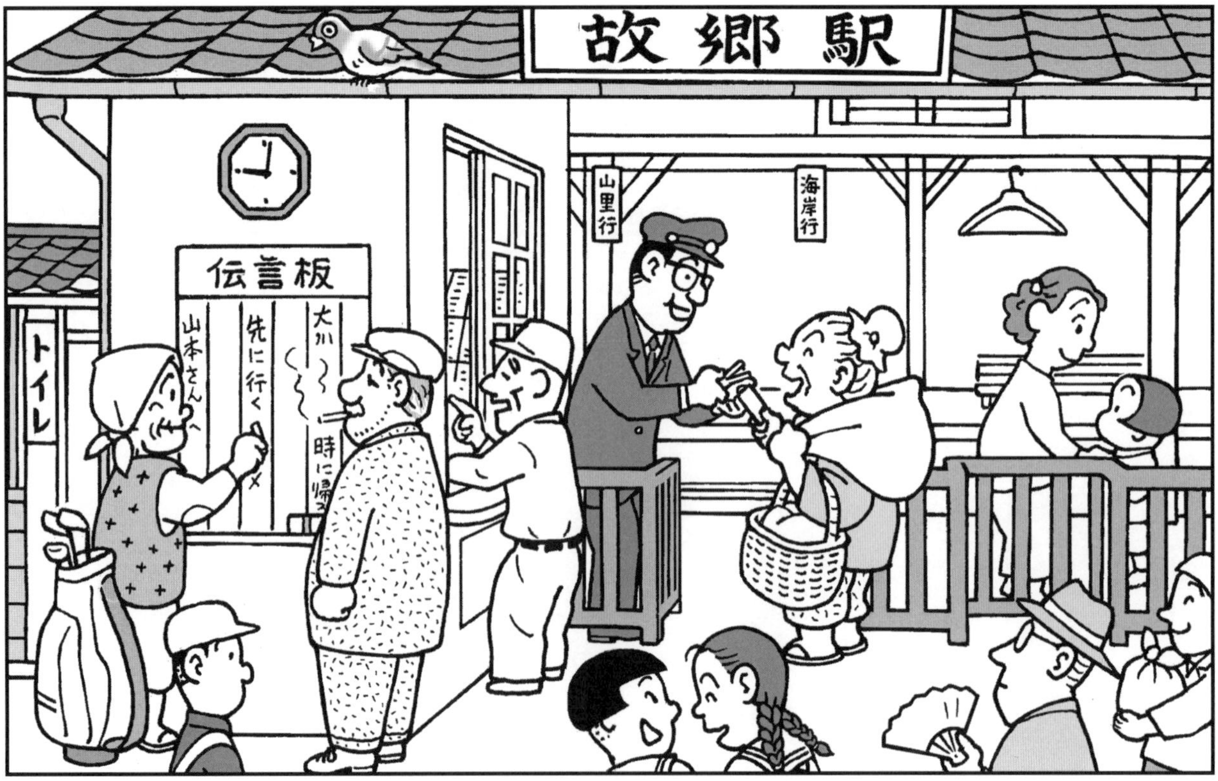

年　　月　　日　名前

パズル

40 木造校舎の小学校

完成したら5ページの40をぬりましょう

解答は62ページにあります

休み時間を楽しむ子どもたち。木造校舎が懐かしいですね。右の絵は、左の絵とちがうところが全部で11個あります。見つけたら○で囲んでください。

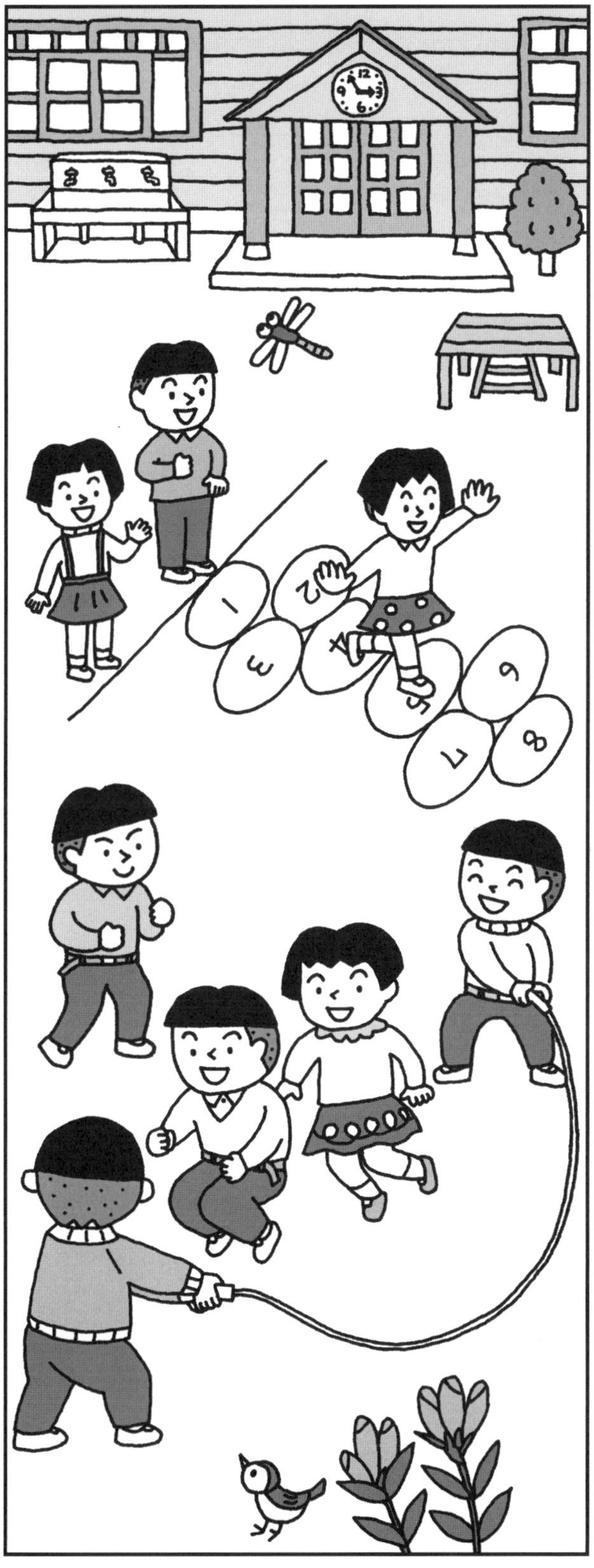

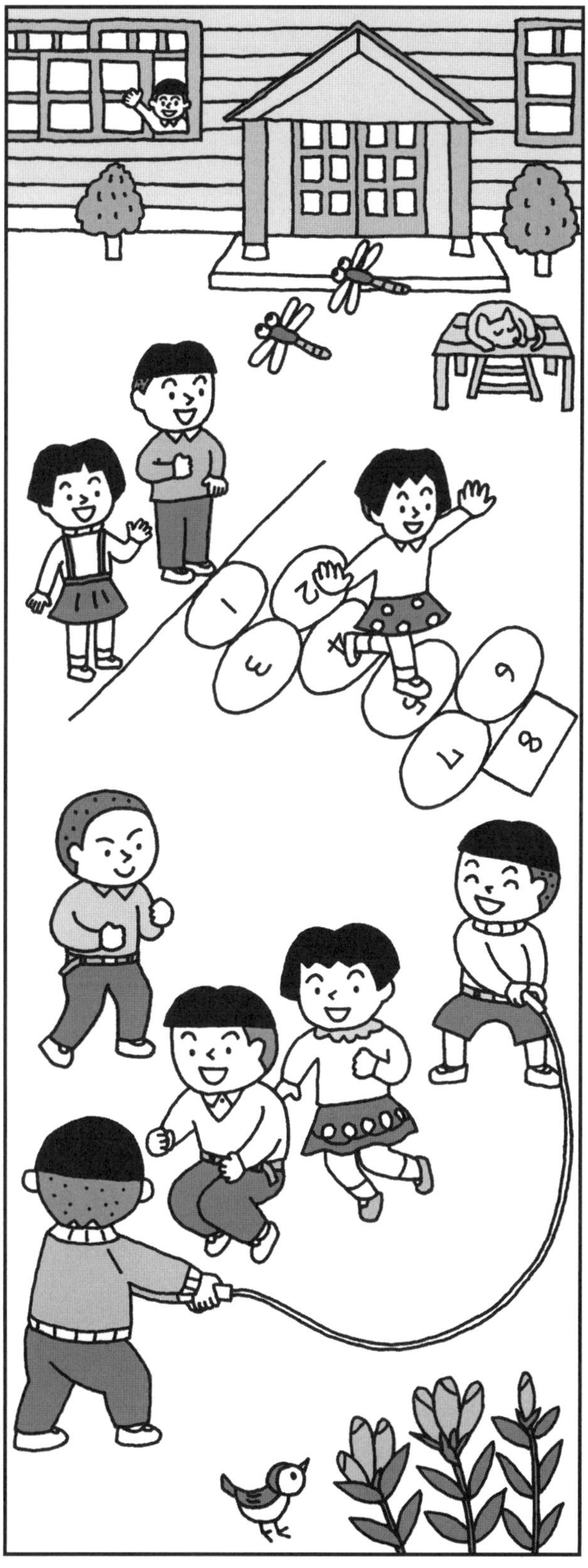

年　月　日　名前

パズル
41 ソバ屋さんの出前持ち

完成したら5ページの41をぬりましょう

解答は62ページにあります

何段にも積んだソバを肩にのせた出前持ちは、注目の的でした。下の絵は、上の絵とちがうところが全部で11個あります。見つけたら○で囲んでください。

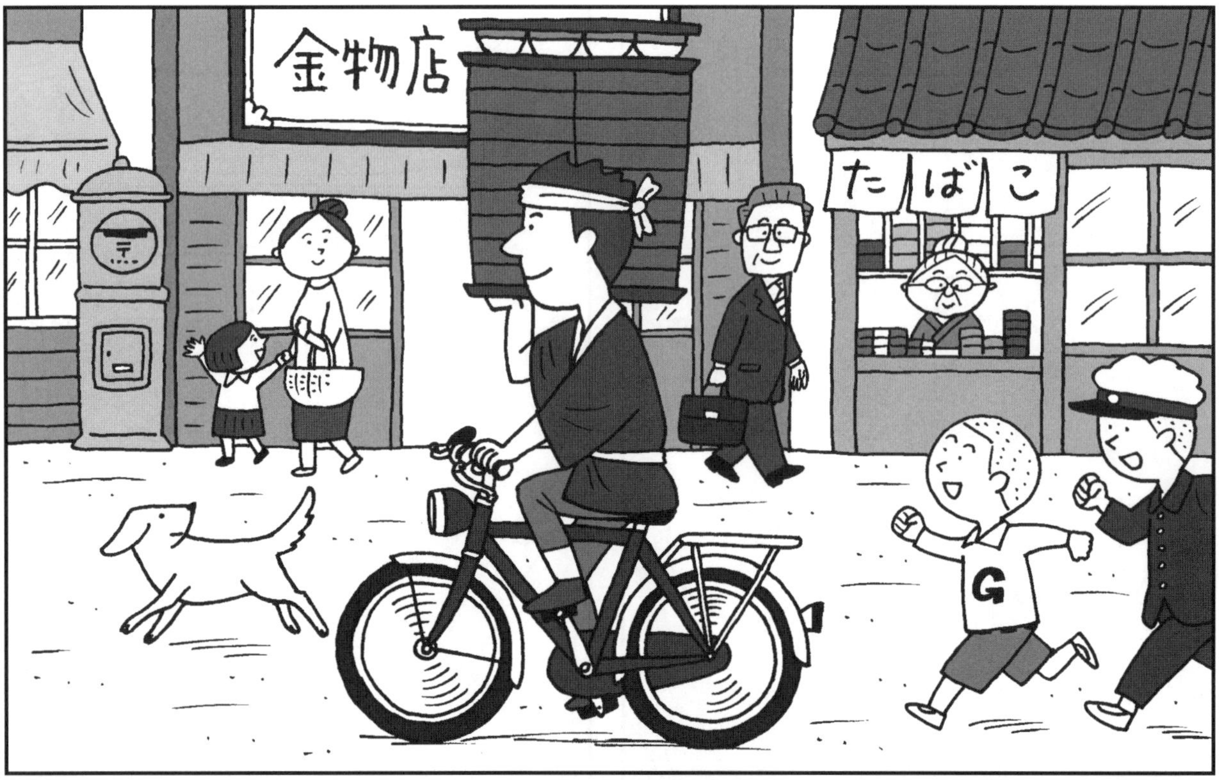

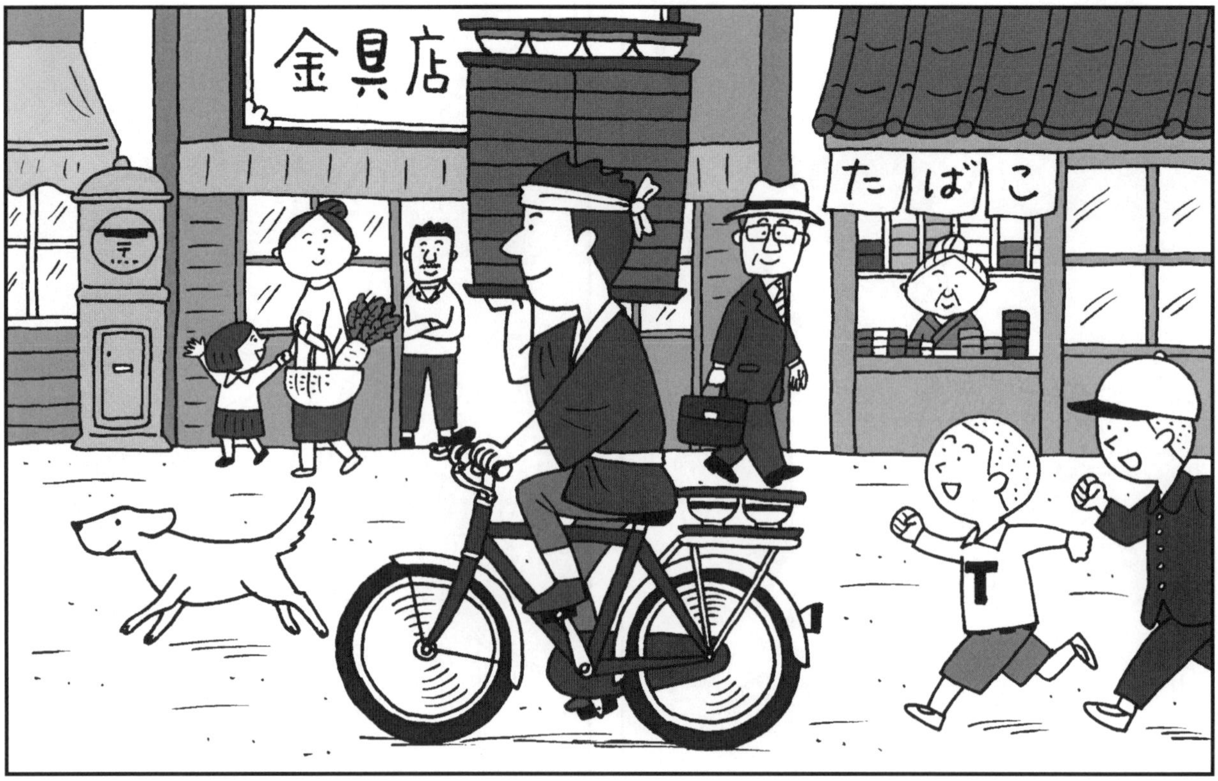

年　月　日　名前

完成したら５ページの 42 をぬりましょう

解答は 63 ページにあります

夕食のお買い物

商店街は、顔なじみと会って話す大事な場所でもありました。下の絵は、上の絵とちがうところが全部で 11 個あります。見つけたら○で囲んでください。

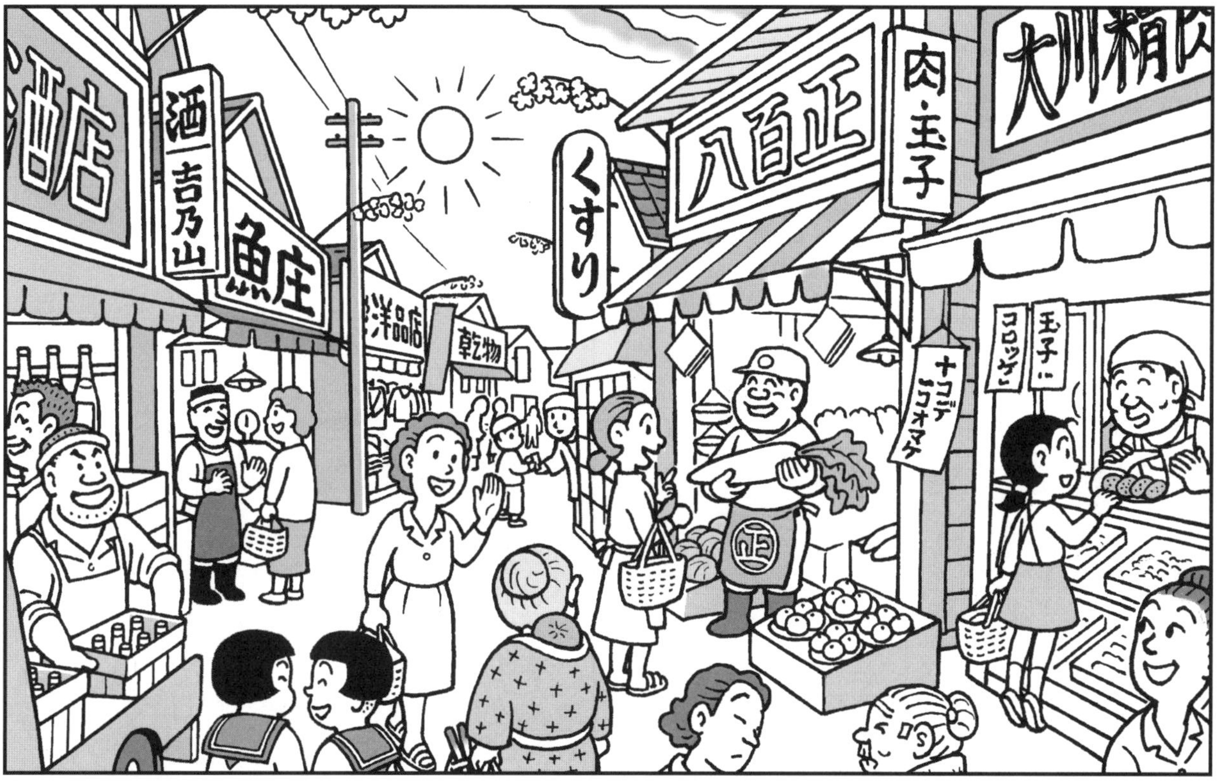

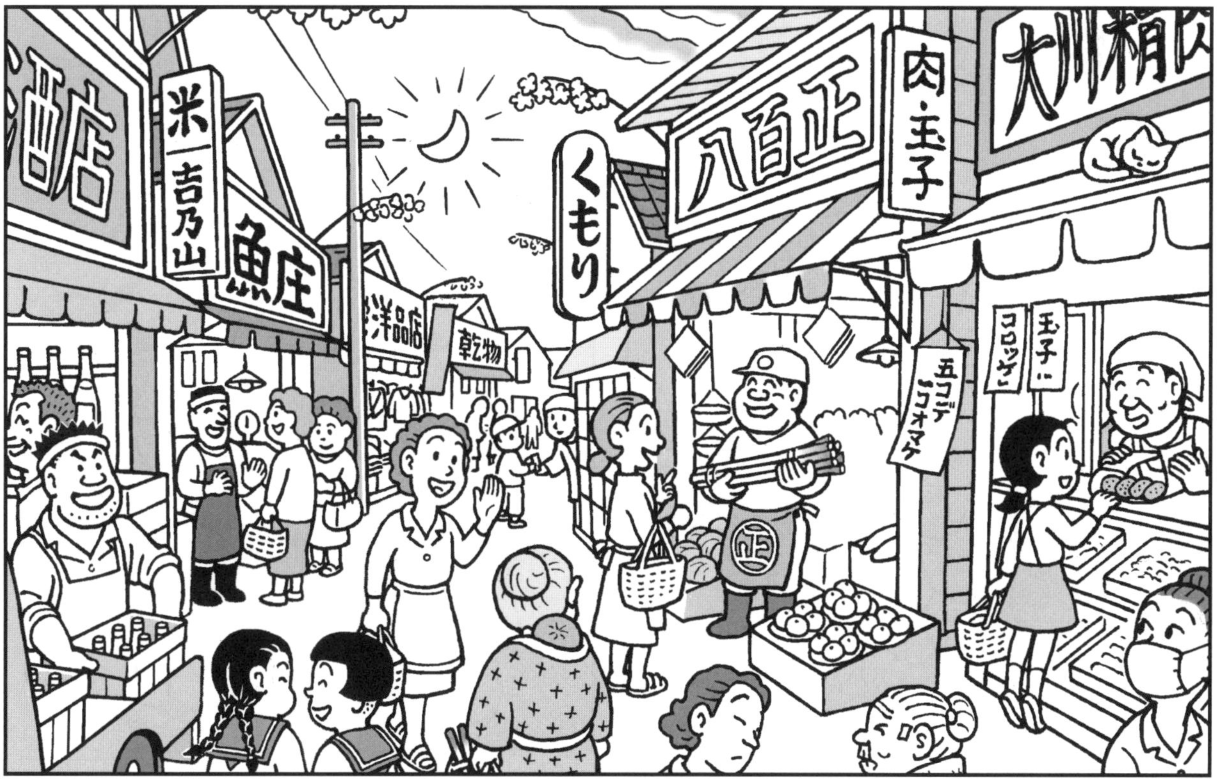

年　　月　　日　名前

パズル

43 回覧板をお隣に

完成したら 5 ページの 43 をぬりましょう
解答は 63 ページにあります

お隣さんが回覧板を持って来てくれれば、会話が始まります。右の絵は、左の絵とちがうところが全部で 12 個あります。見つけたら○で囲んでください。

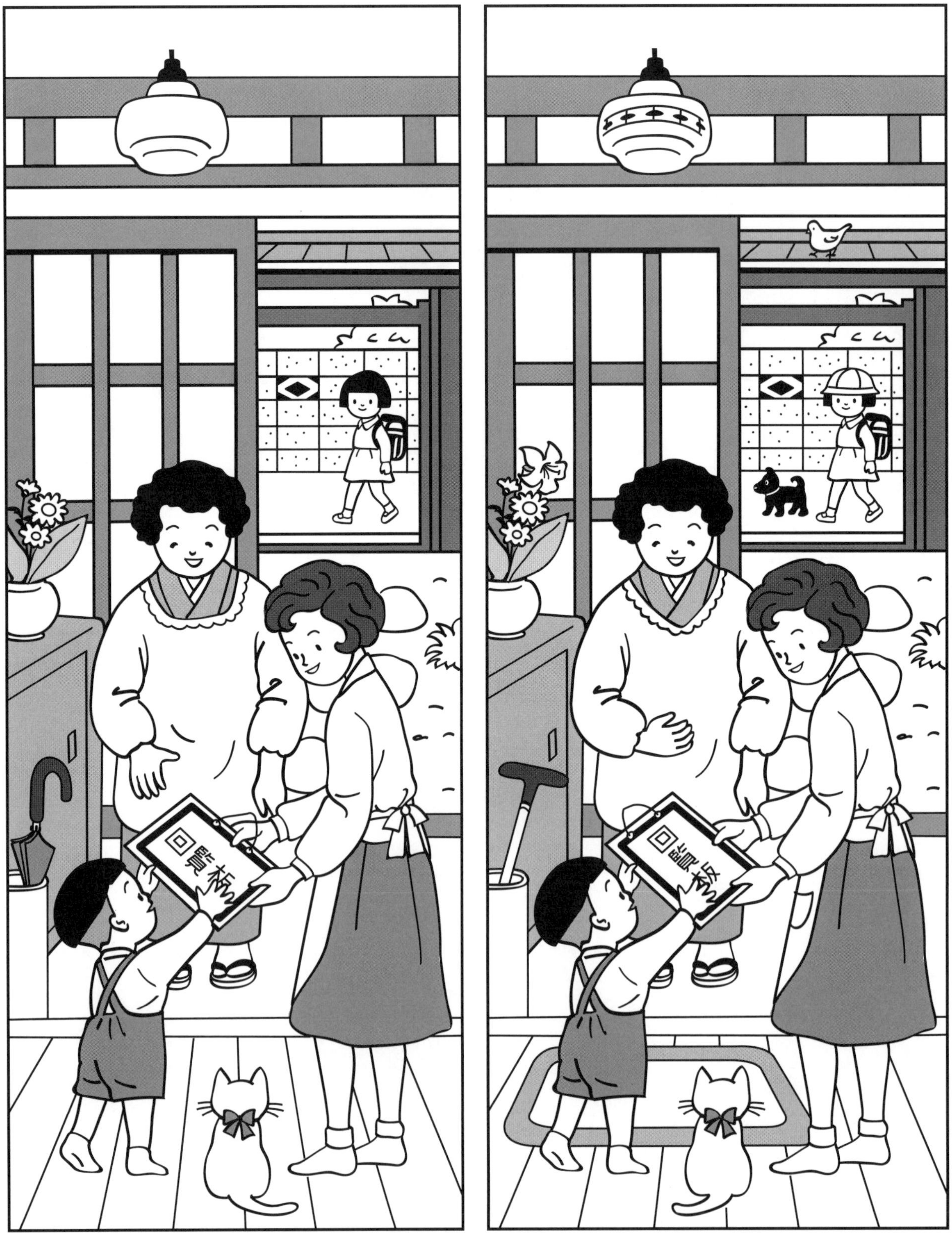

年　月　日　名前

パズル

完成したら5ページの44をぬりましょう

44 証券取引所の場《ば》立《た》ち

解答は63ページにあります

現在では見られなくなった場立ちの光景、懐かしいですね。下の絵は、上の絵とちがうところが全部で12個あります。見つけたら○で囲んでください。

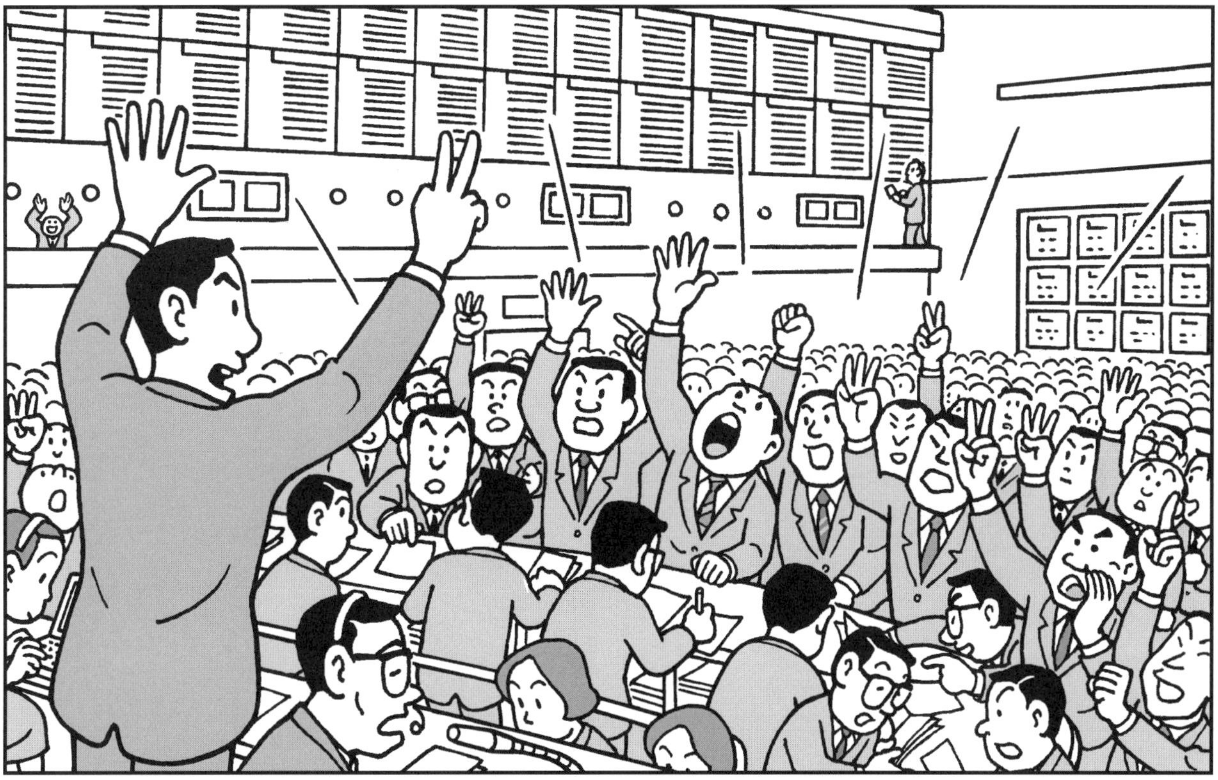

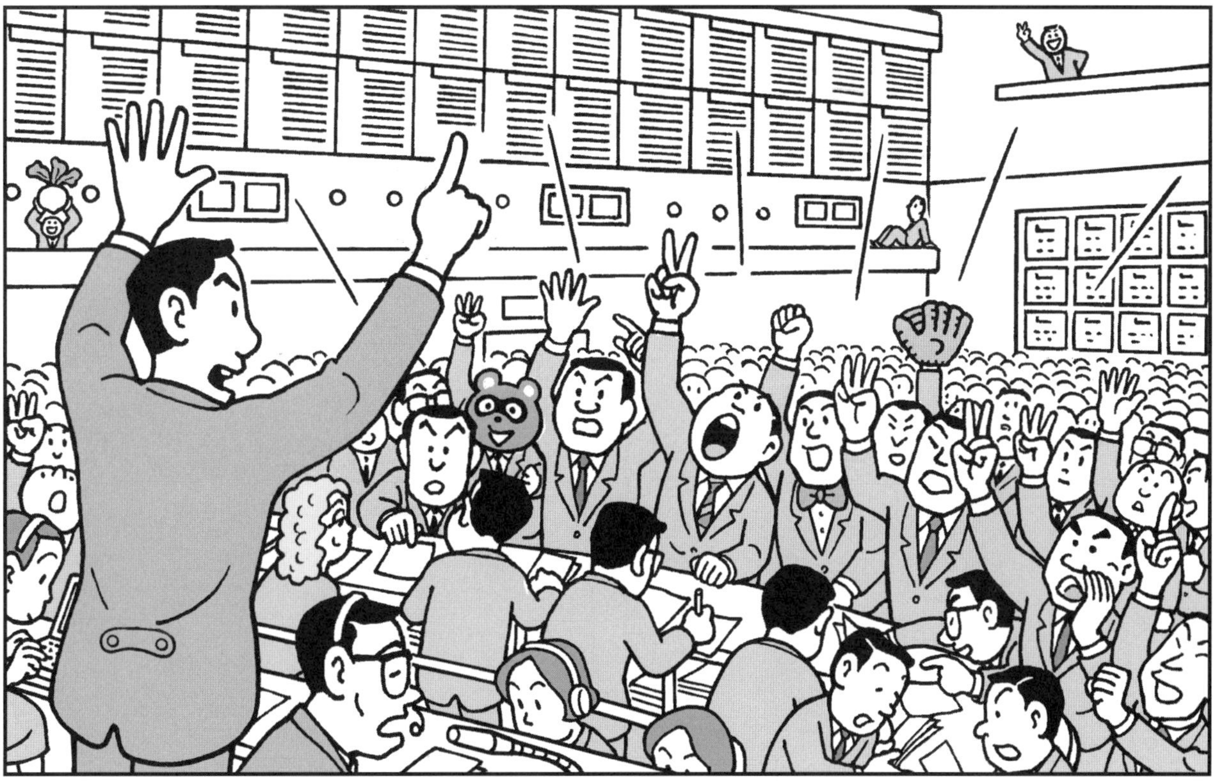

年　月　日　名前

パズル

45 丸型ポストと郵便屋さん

完成したら5ページの45をぬりましょう
解答は63ページにあります

みんなの思いを届ける郵便屋さん。今日もたくさんの手紙を回収中。右の絵は、左の絵とちがうところが全部で12個あります。見つけたら○で囲んでください。

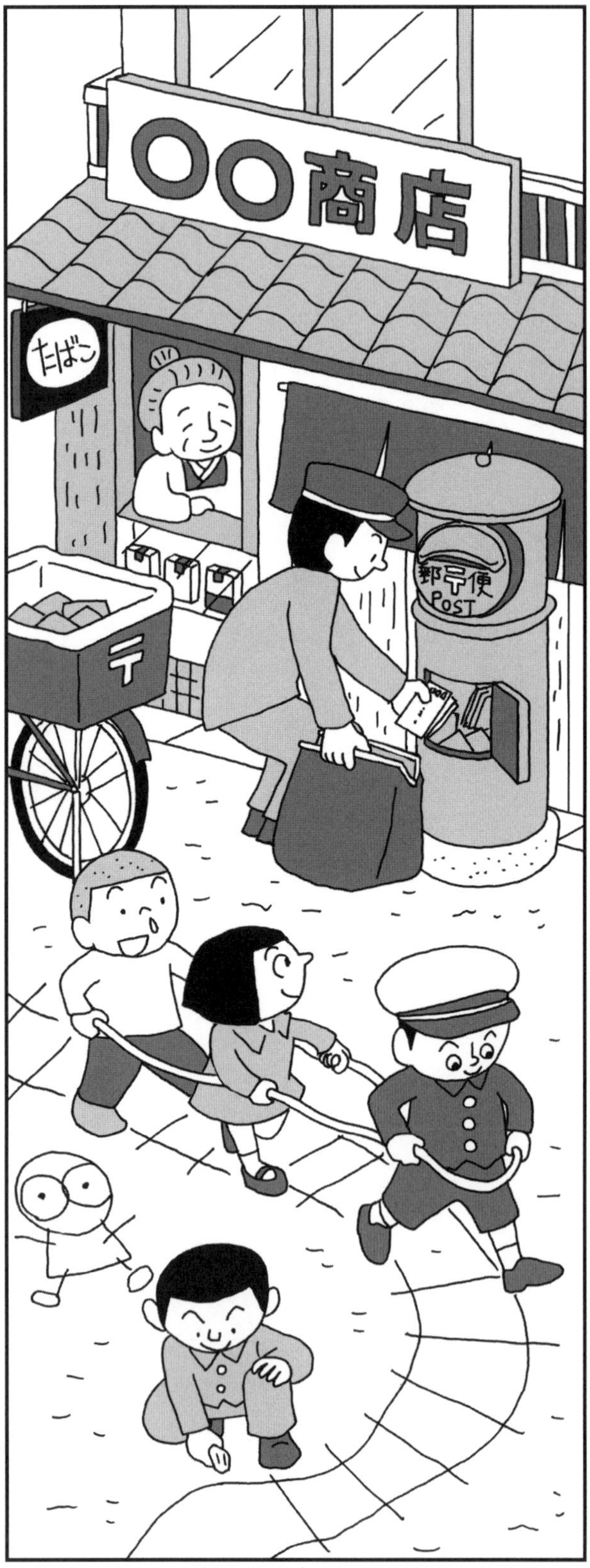

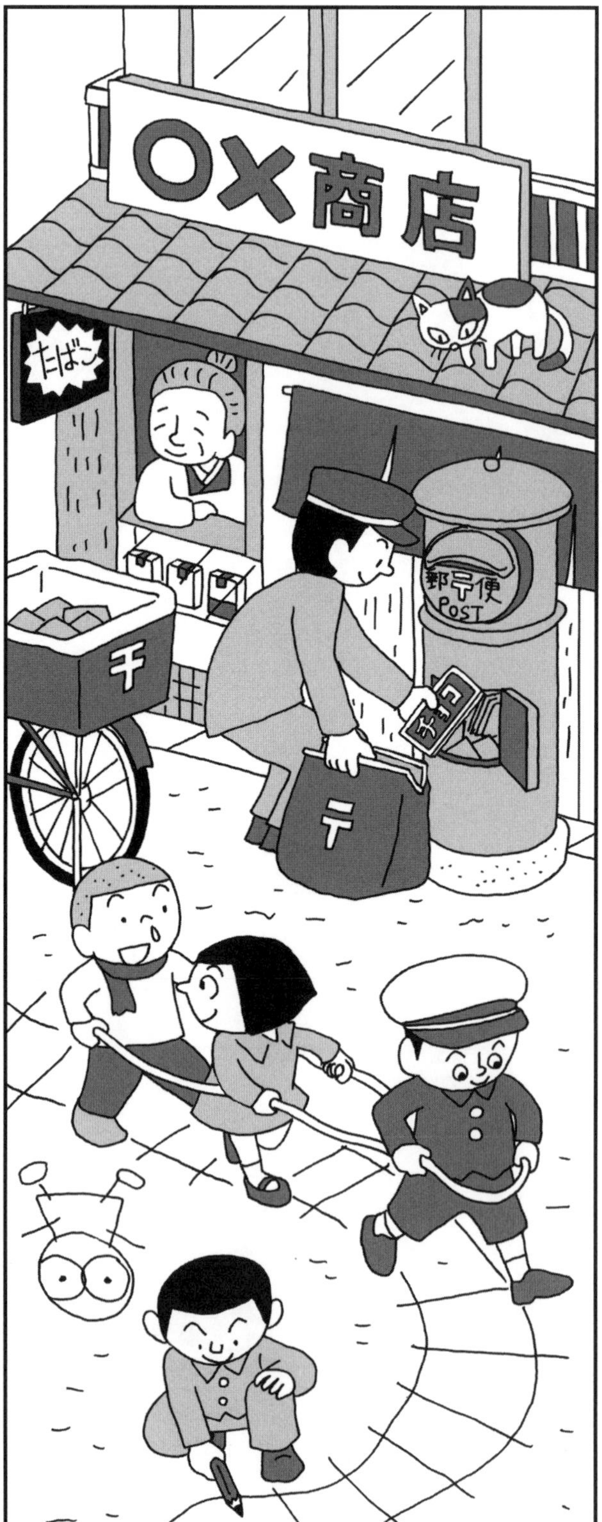

年　月　日　名前

パズル

46

完成したら5ページの46をぬりましょう

解答は63ページにあります

お父さんとお風呂

「湯船には肩まで浸かるんだよ」お父さんと入るお風呂は楽しいな。下の絵は、上の絵とちがうところが全部で12個あります。見つけたら○で囲んでください。

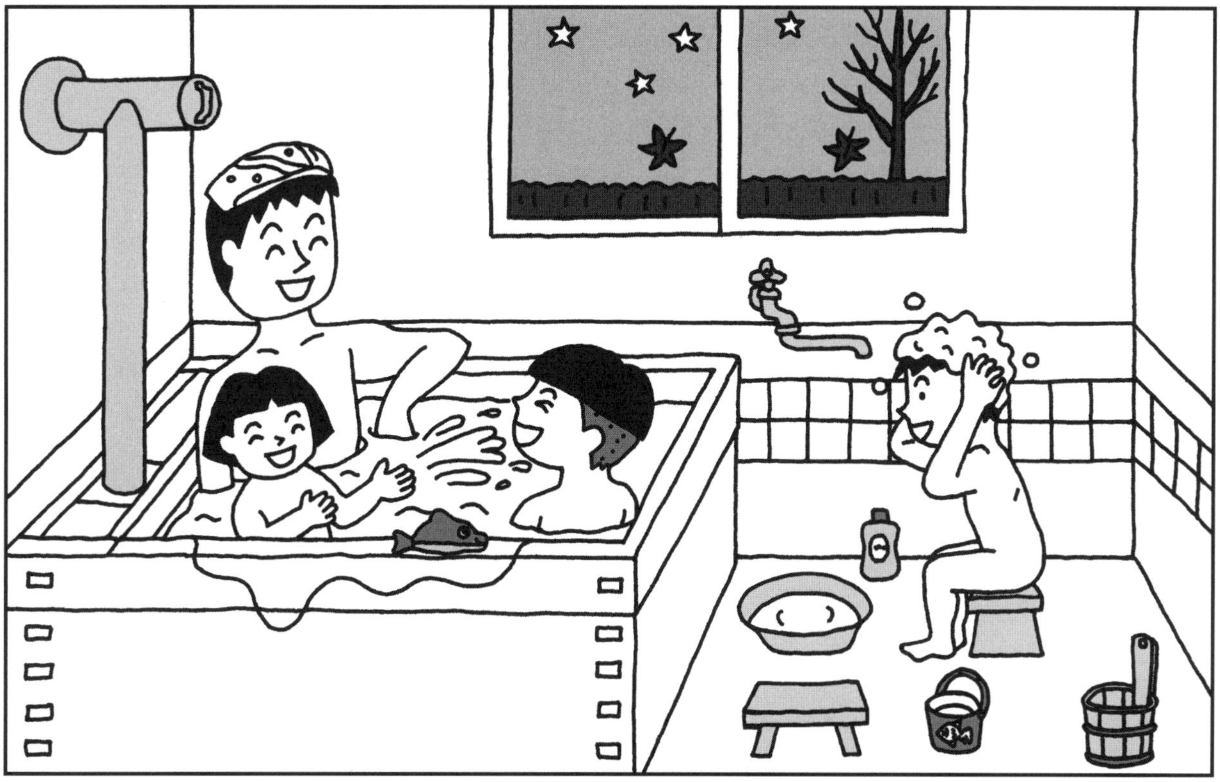

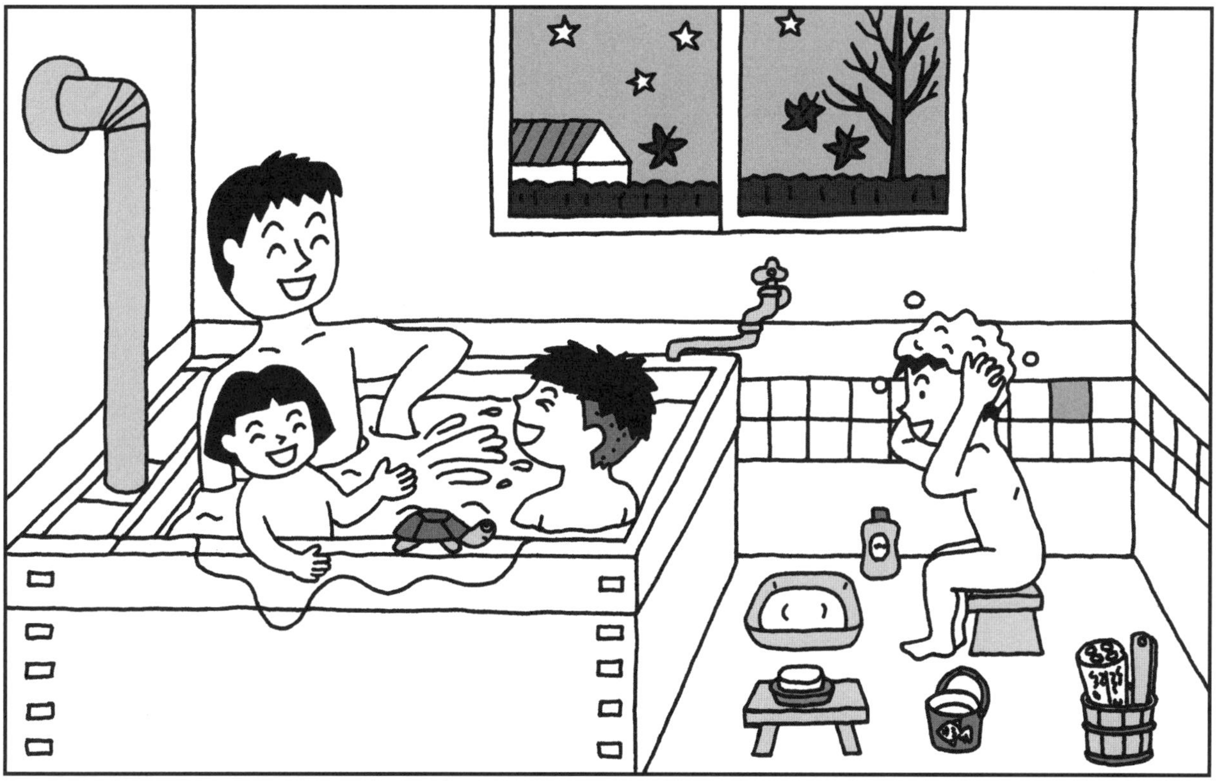

年　月　日　名前

パズル

47 七五三でお参りに

完成したら５ページの47をぬりましょう
解答は 63 ページにあります

きれいな着物を着せてもらって、家族で神社へお参りに。右の絵は、左の絵とちがうところが全部で 12 個あります。見つけたら○で囲んでください。

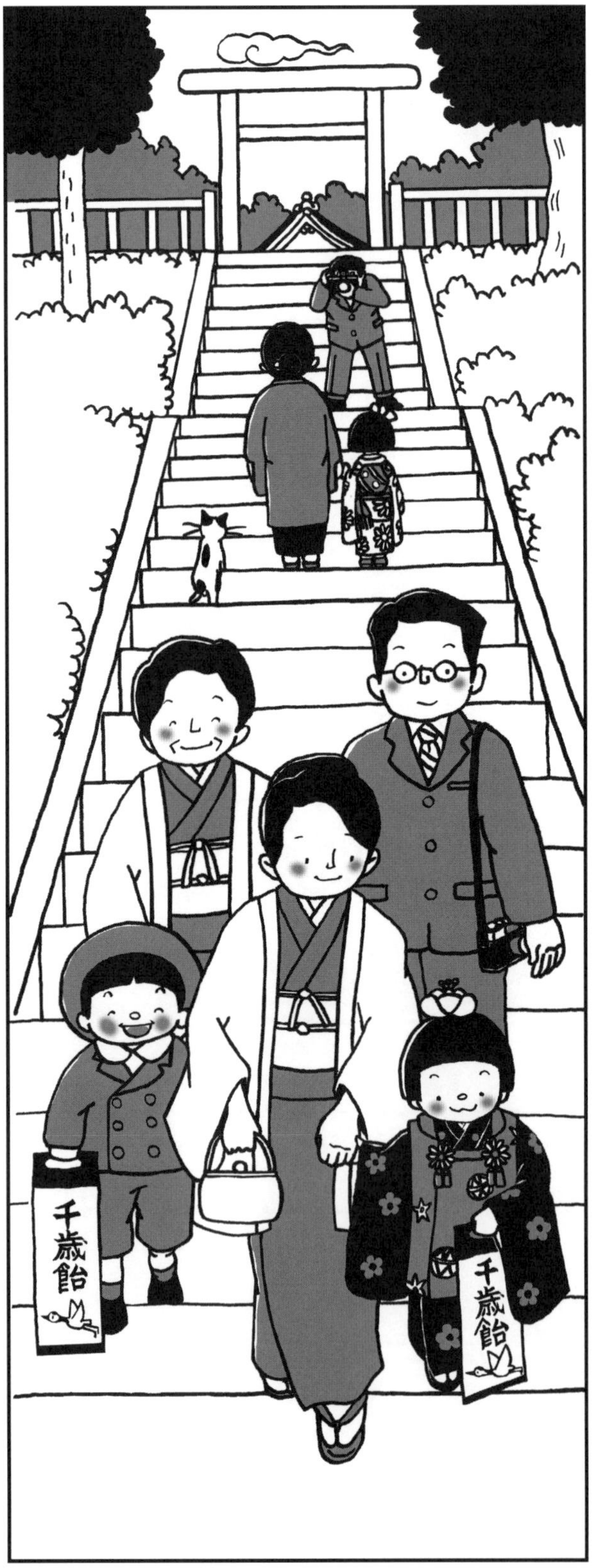

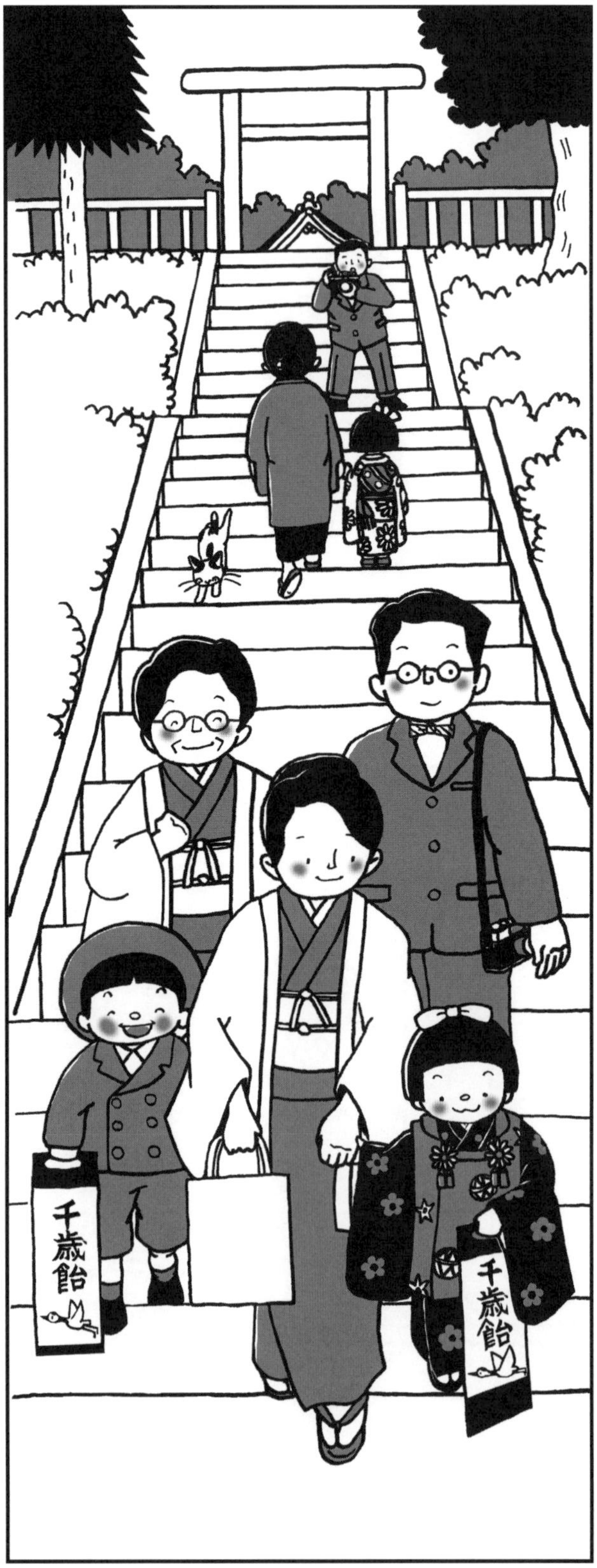

年　月　日　名前

パズル

48 酉《とり》の市《いち》

完成したら5ページの48をぬりましょう
解答は64ページにあります

熊手を買って、商売繁盛！　酉の市は今年も賑わってます。下の絵は、上の絵とちがうところが全部で12個あります。見つけたら○で囲んでください。

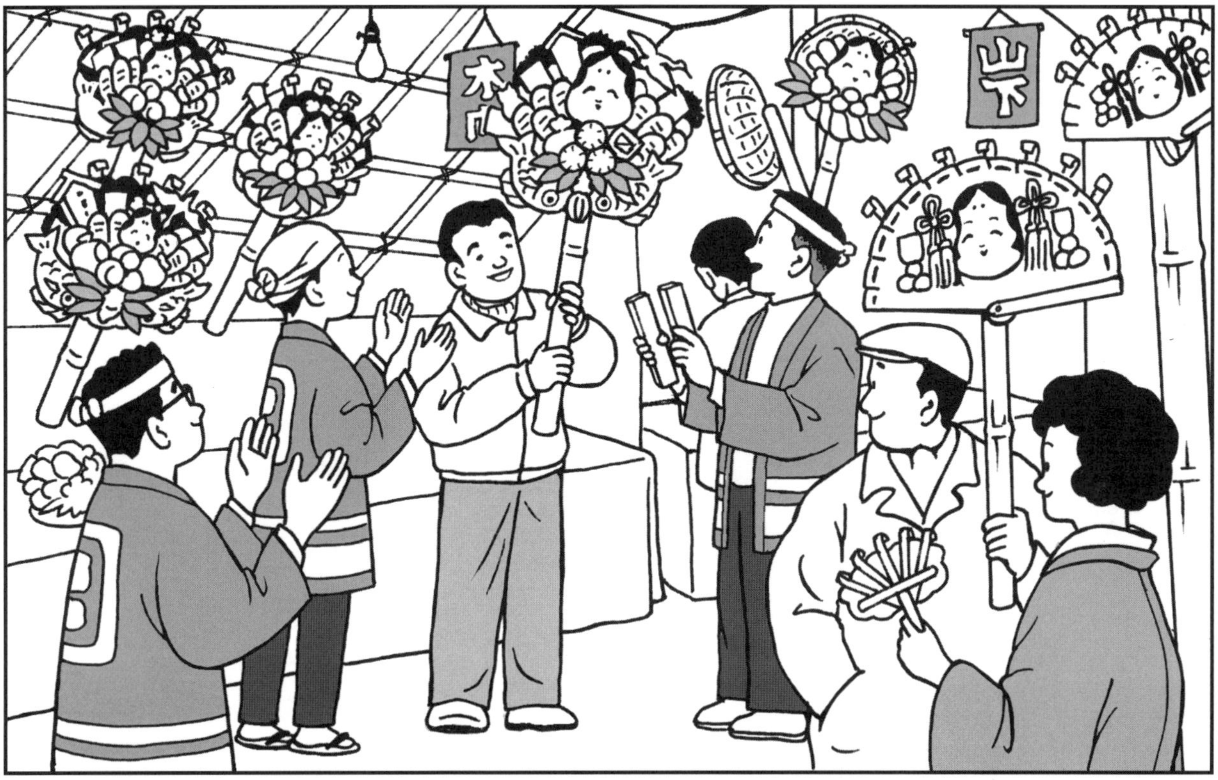

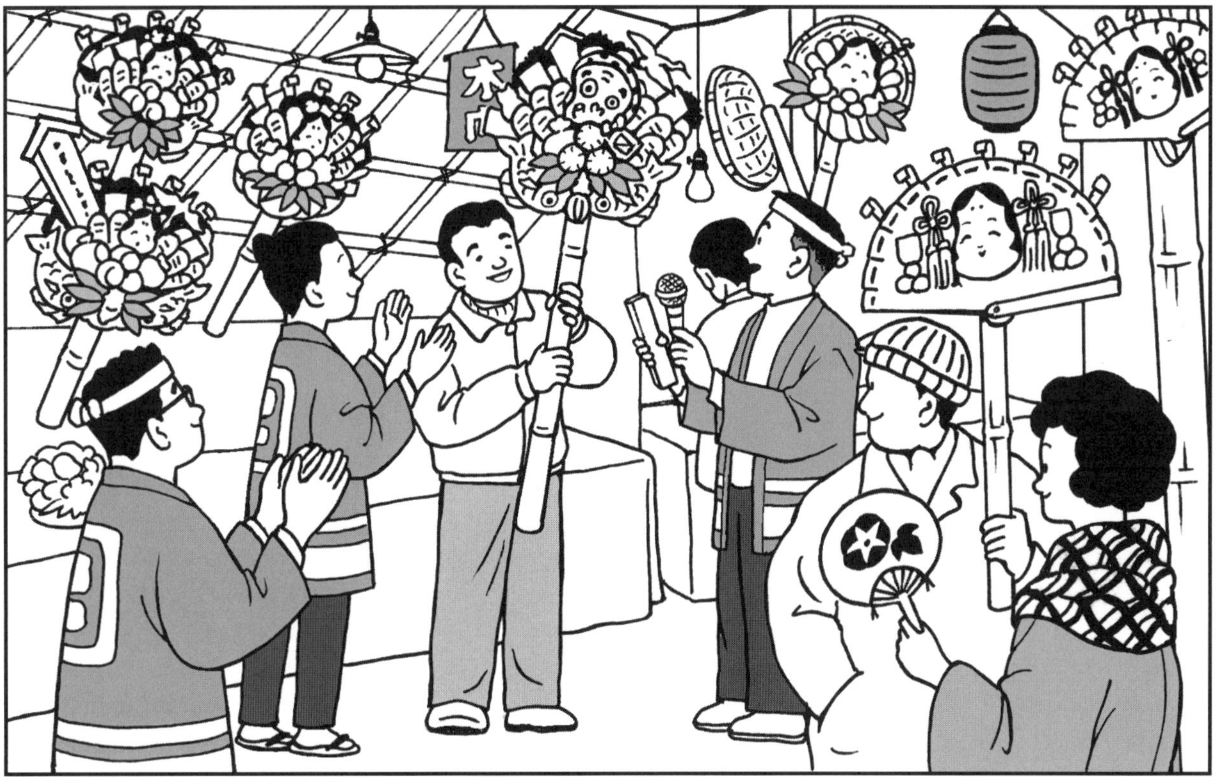

年　　月　　日　名前

パズル

49 家族総出で年末の大掃除

完成したら5ページの49をぬりましょう

解答は64ページにあります

障子の張り替えに、床掃除。家をきれいにして、新年を気持ちよく迎えよう。右の絵は、左の絵とちがうところが全部で12個あります。見つけたら◯で囲んでください。

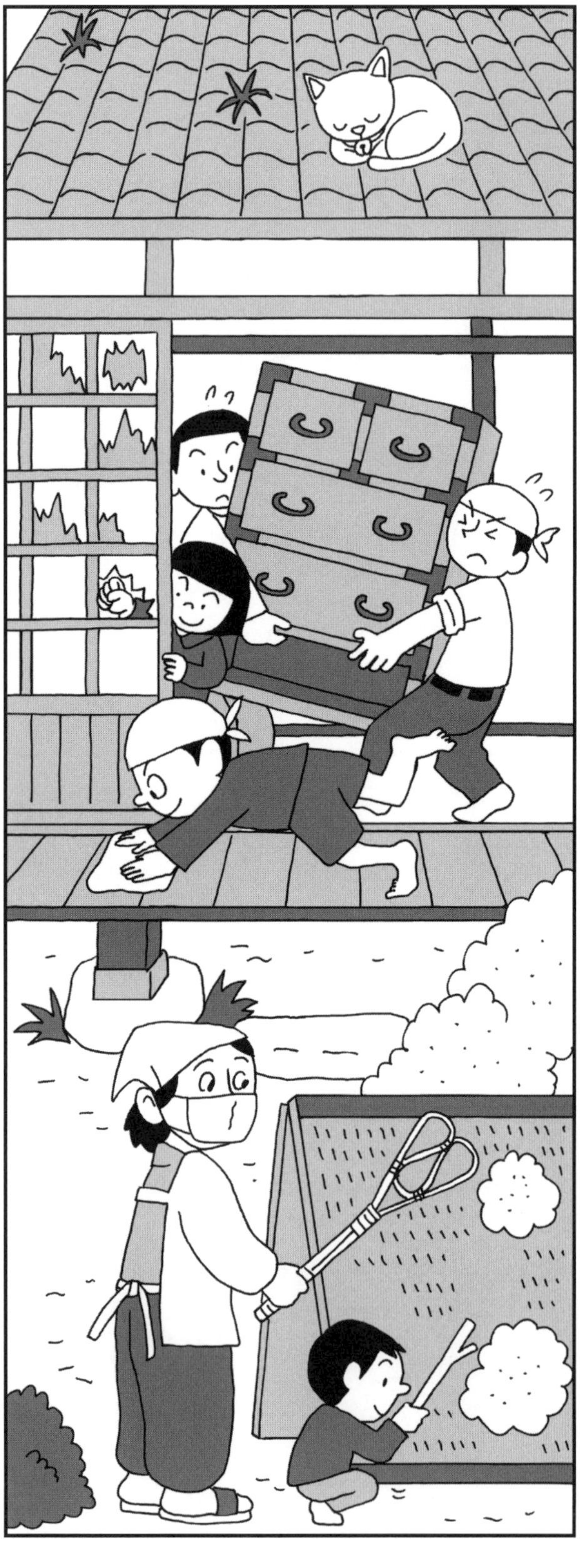

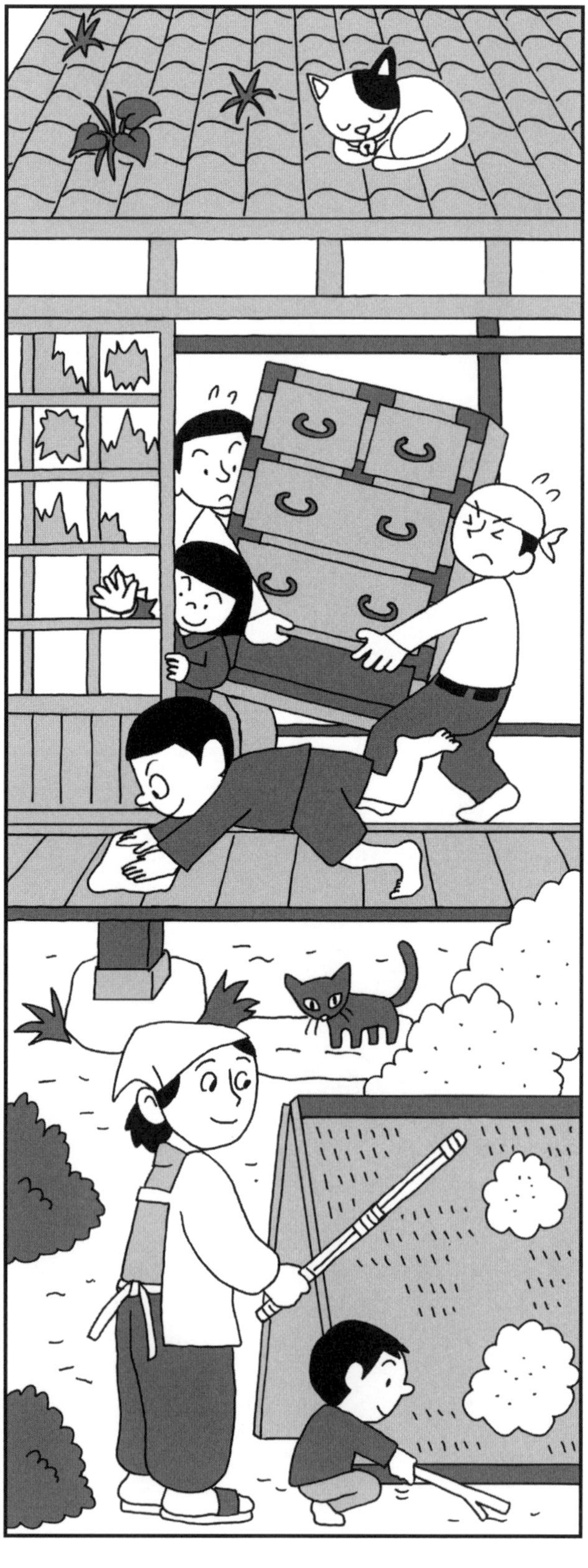

年　　月　　日　名前

パズル

50 大《おお》晦《みそ》日《か》

完成したら5ページの50をぬりましょう

解答は64ページにあります

荘厳な鐘の音を聞きながら、1年を終えて新しい年を迎えます。下の絵は、上の絵とちがうところが全部で12個あります。見つけたら○で囲んでください。

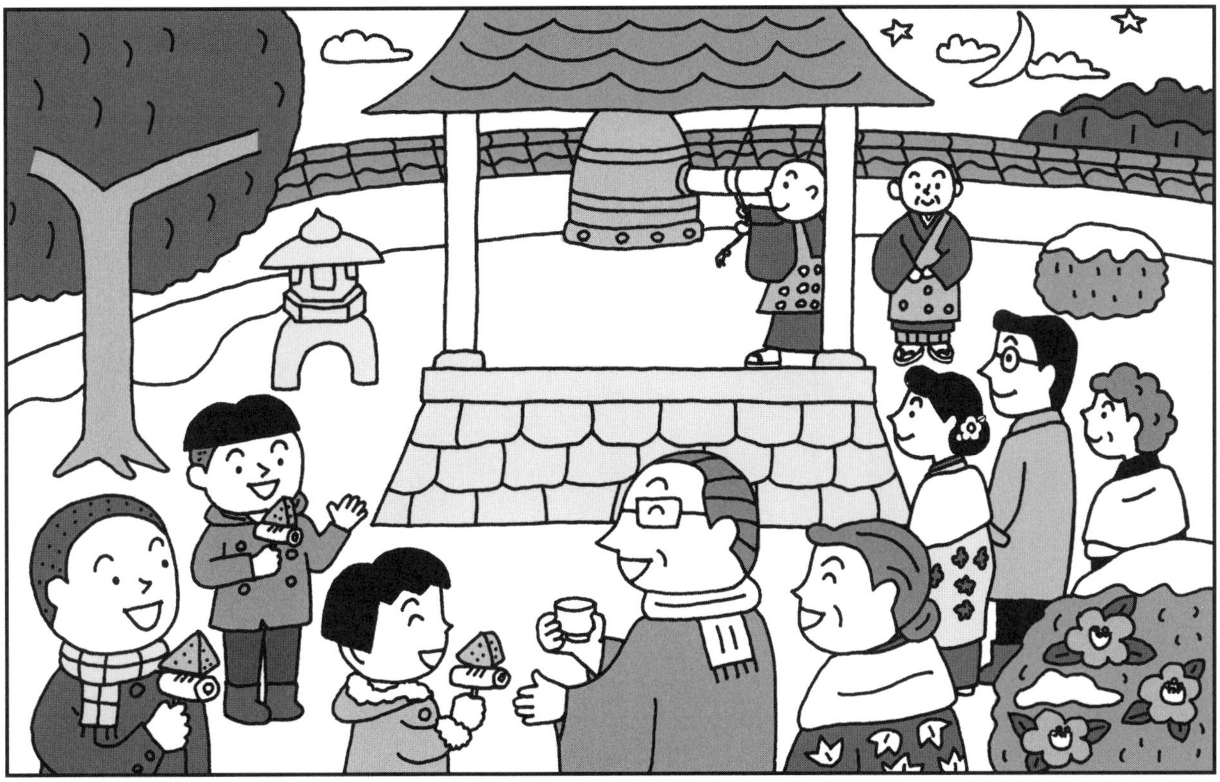

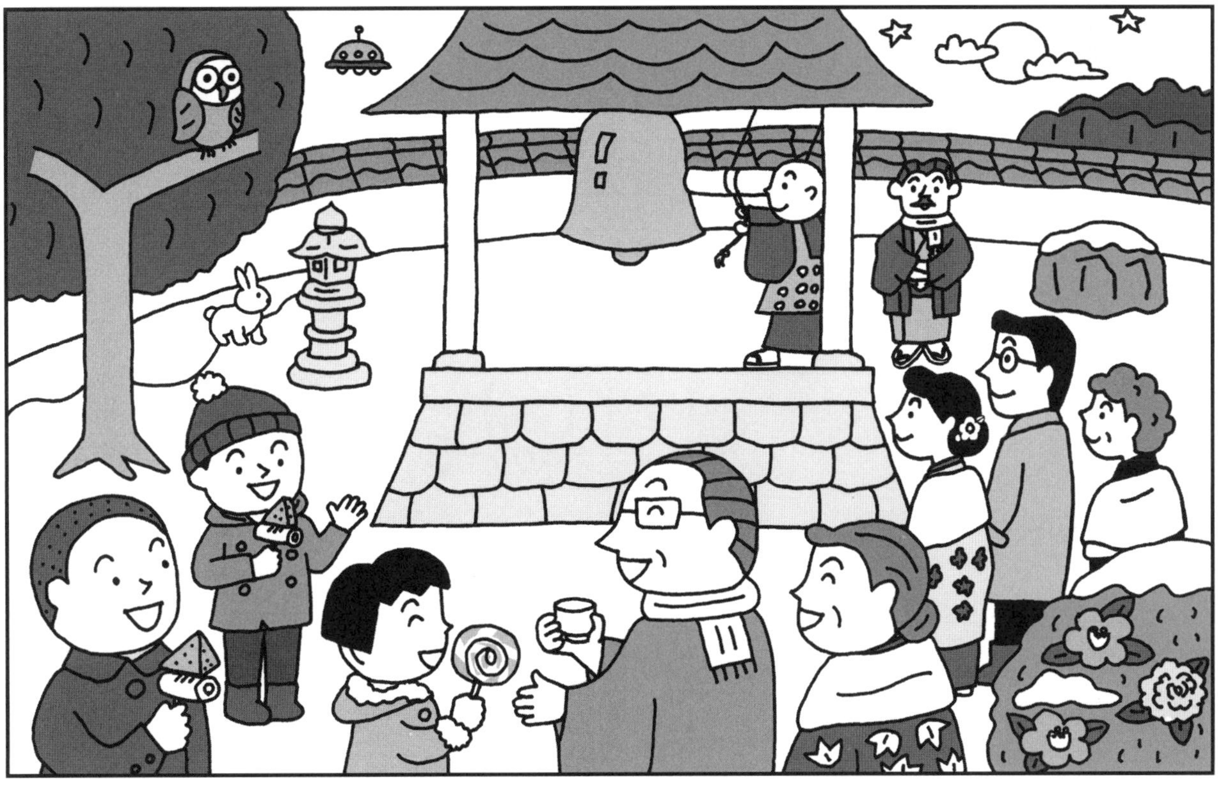

年　月　日　名前

脳トレ・介護予防に役立つ
まちがいさがし 昭和の思い出編
解答

❶ 元日のおせち料理

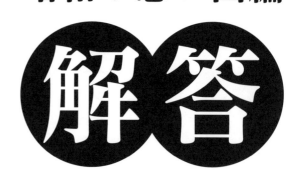

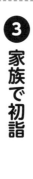

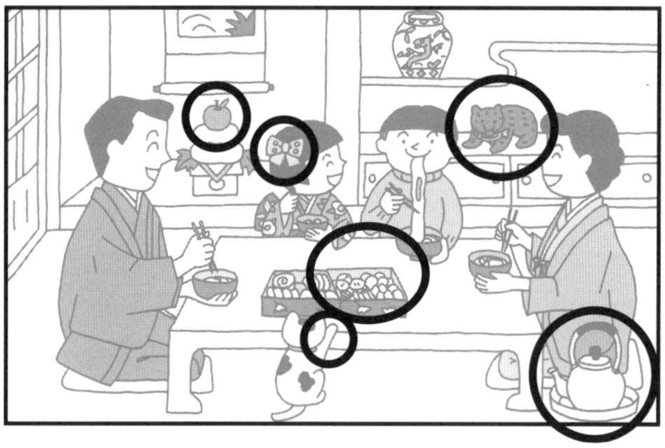

❷ お正月の遊び

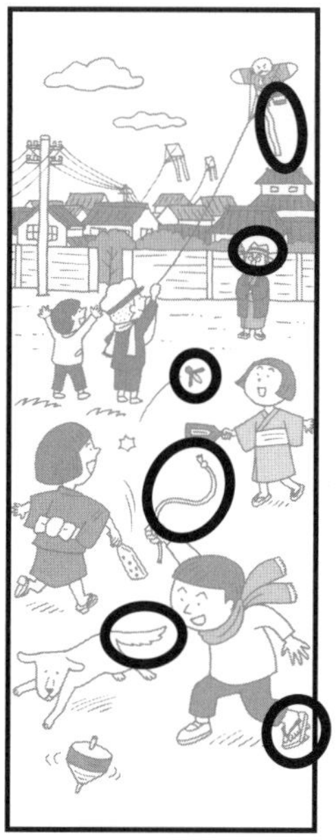

❸ 家族で初詣

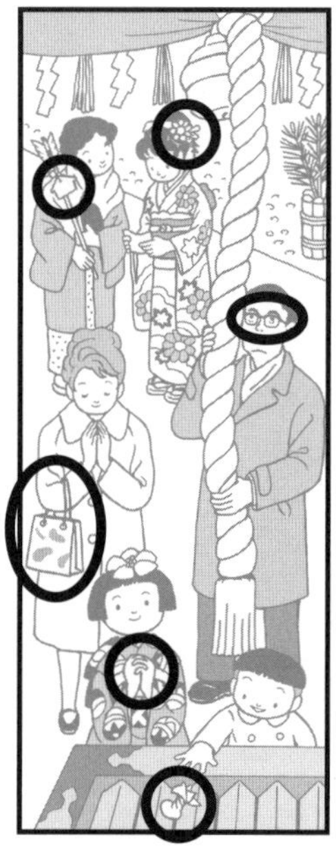

❹ こたつでテレビ

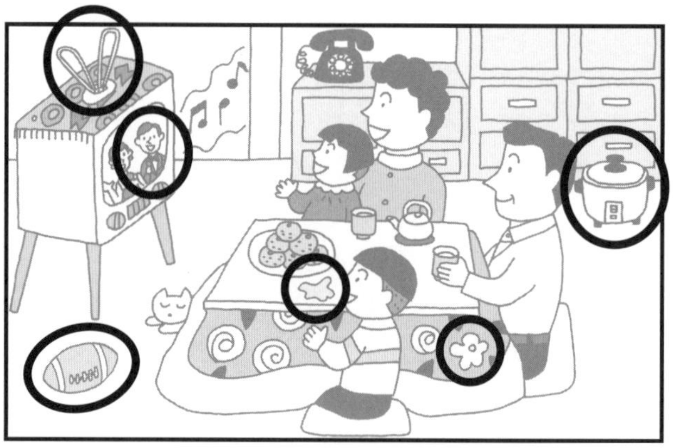

❺ 路面電車

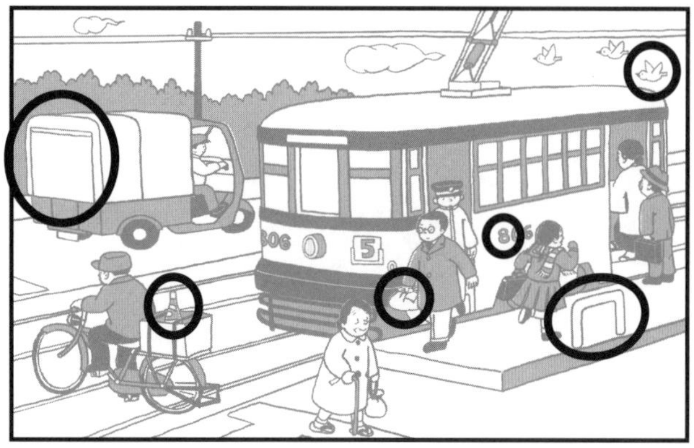

❻ 牛乳配達

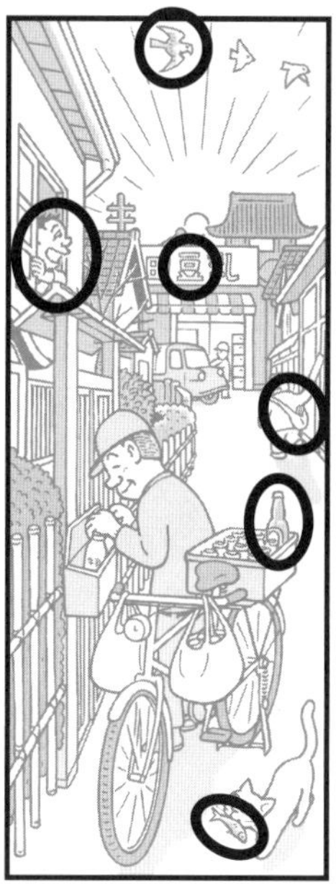

❼ 節分の豆まき

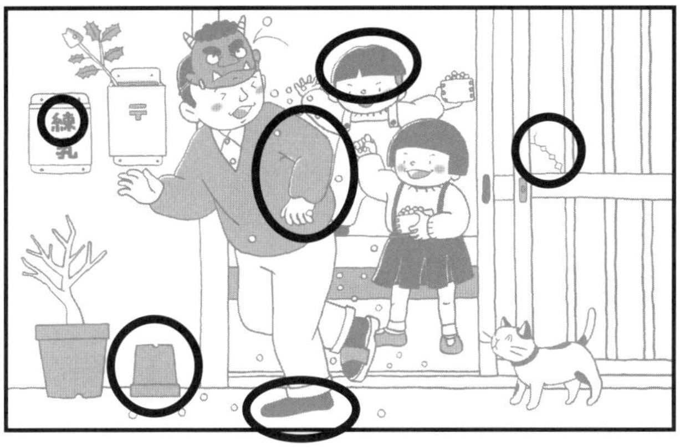

❽ 床屋さんで散髪

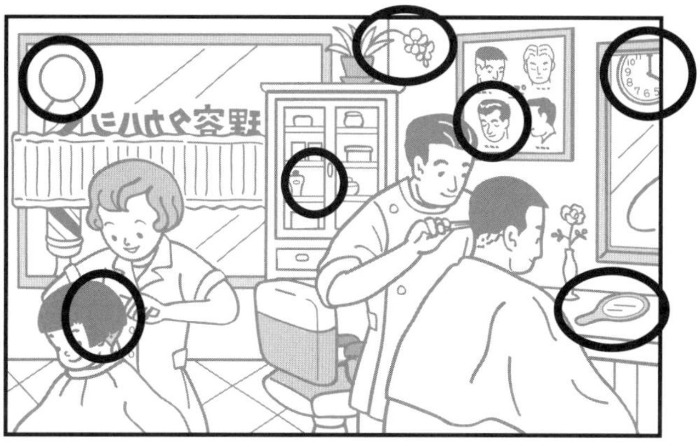

❾ 小学校の入学式

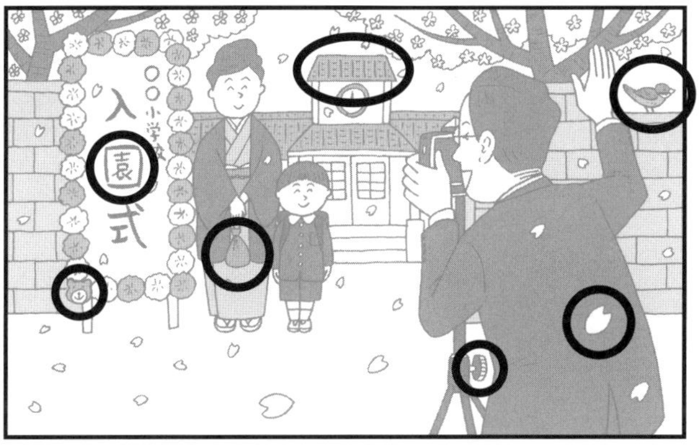

❿ お花見で宴会

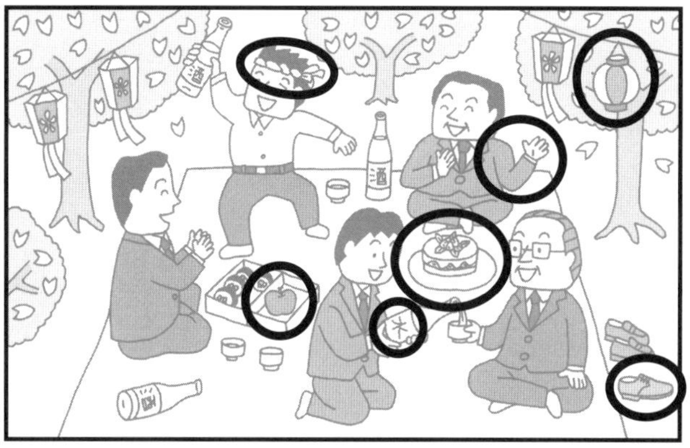

⓫ こどもの日

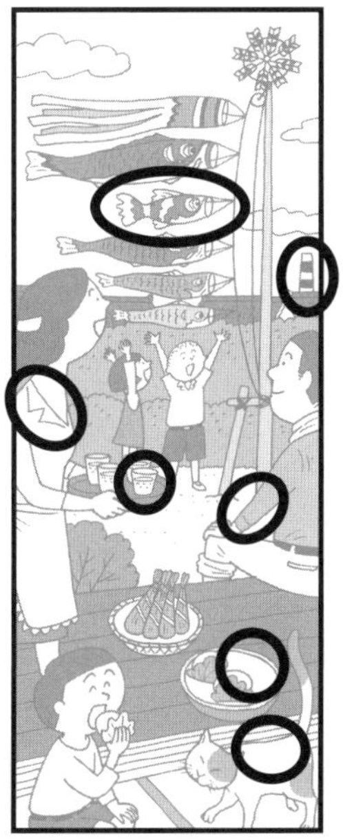

⑫ 母の日

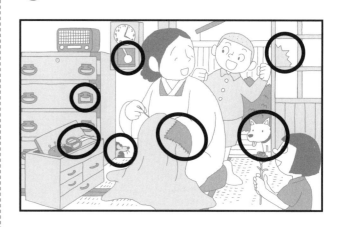

⑬ エレベーターガール

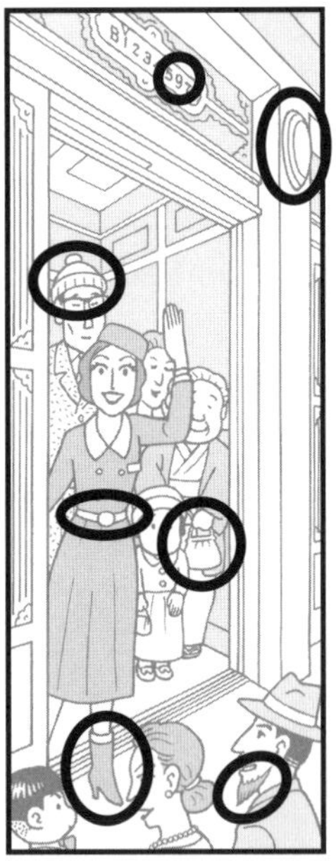

⑭ 電車で家族旅行

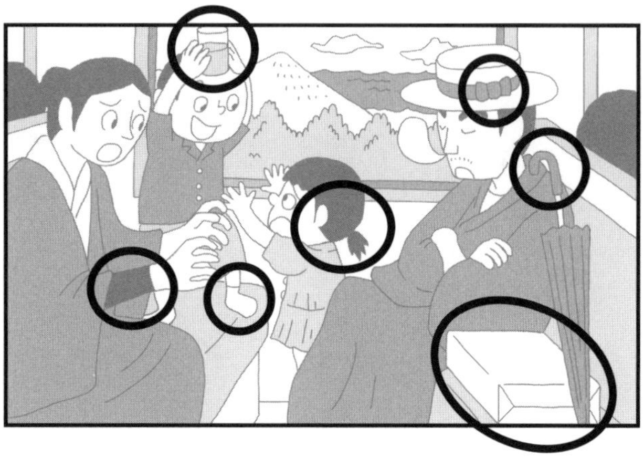

⑮ 潮干狩り

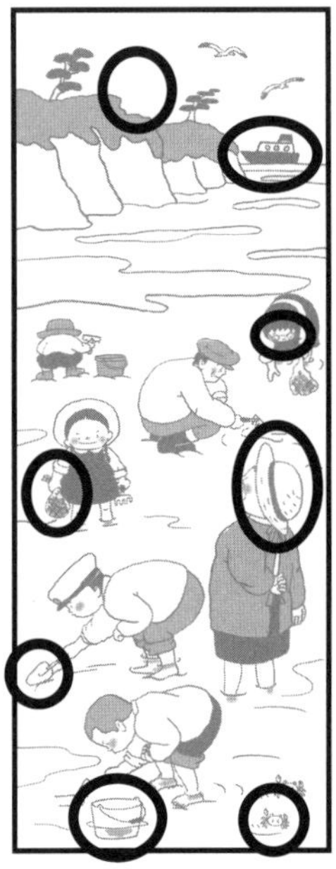

⑯ 広場で相撲

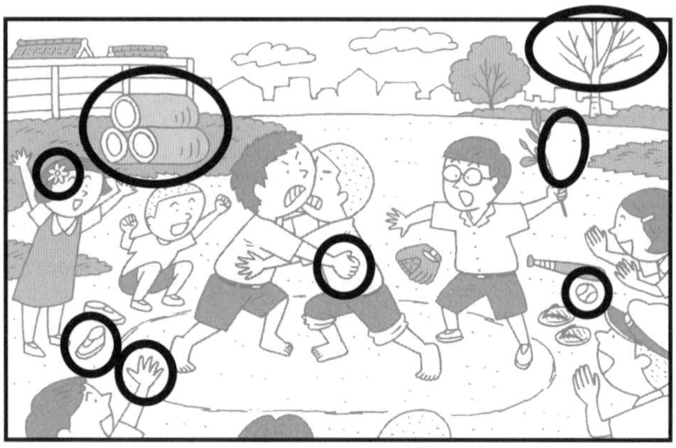

⑰ 大阪万博（昭和45年）

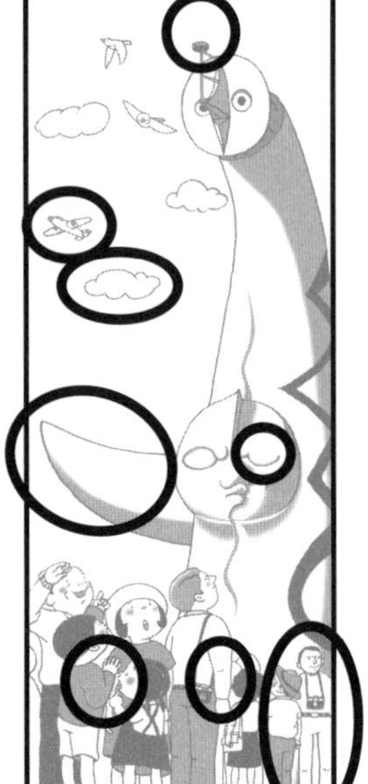

⑱ 洗濯物干し

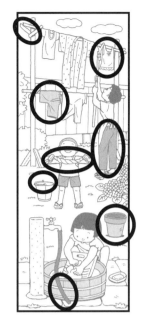

⑲ 梅雨《つゆ》

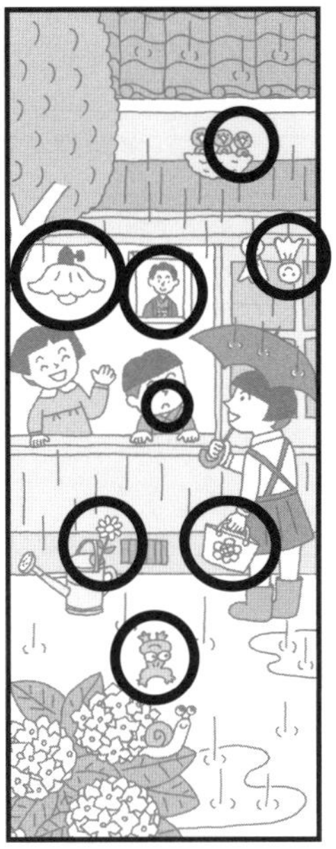

⑳ 潮来《いたこ》の嫁入り舟

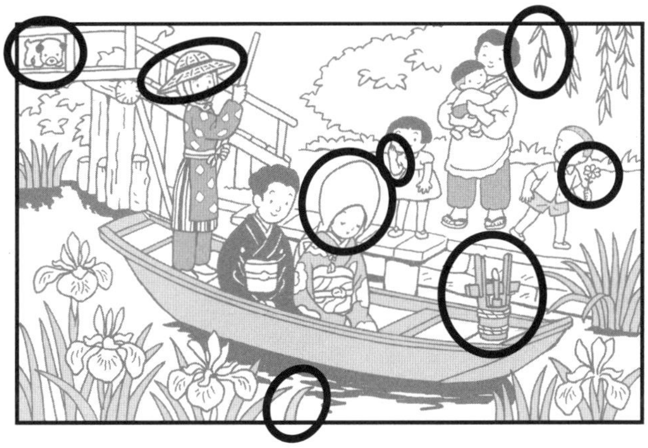

㉑ 海水浴

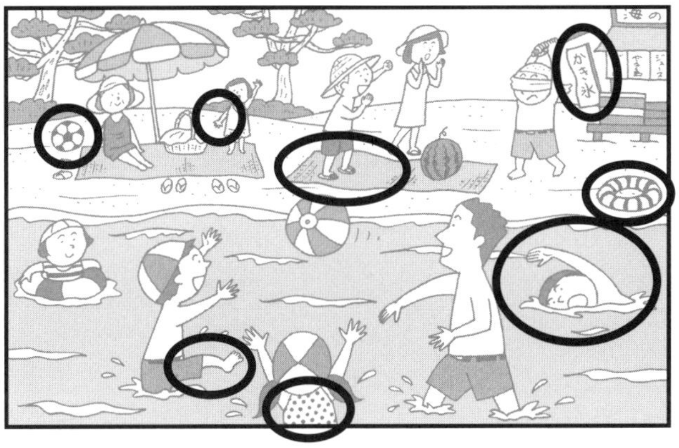

㉒ 縁側で囲碁

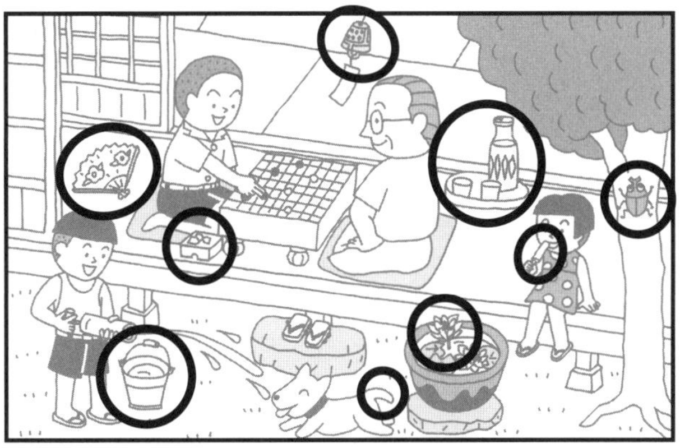

㉓ 風鈴売りのおじさん

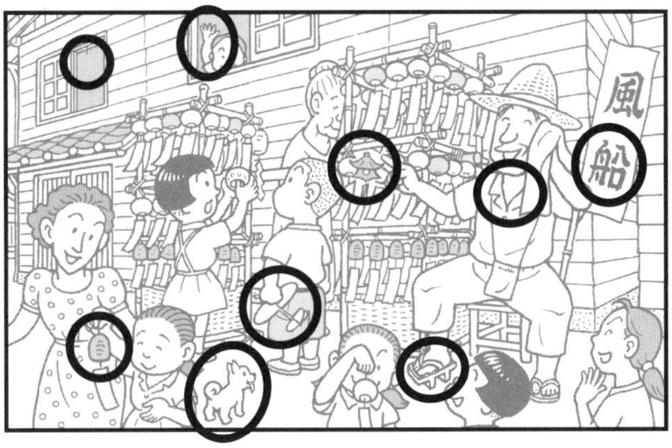

24 縁日

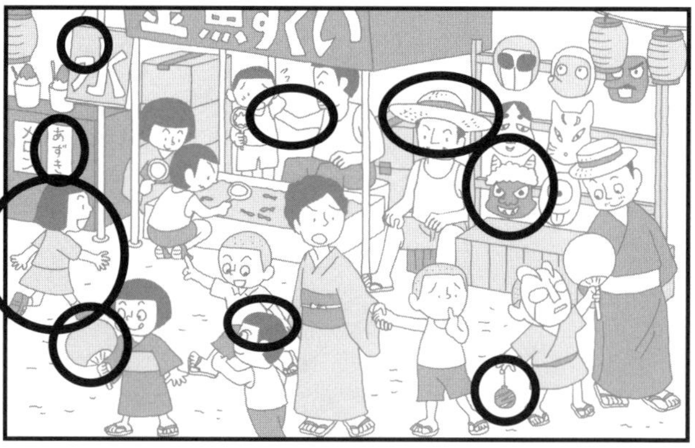

25 入谷《いりや》朝顔まつり

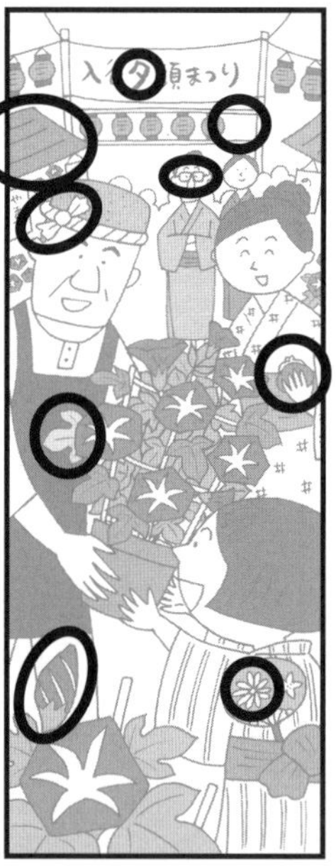

26 七夕

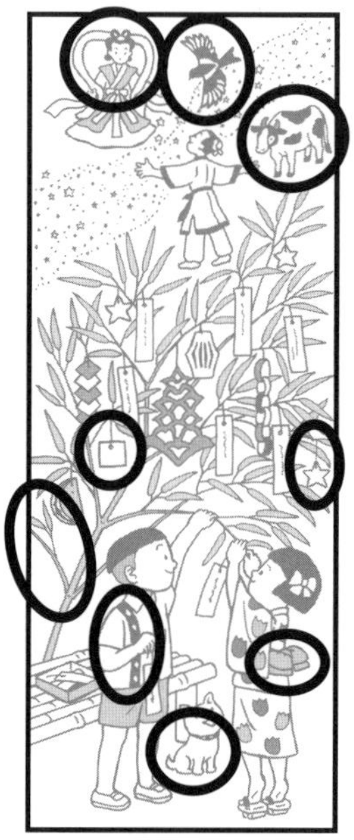

27 おばあちゃんの家で花火

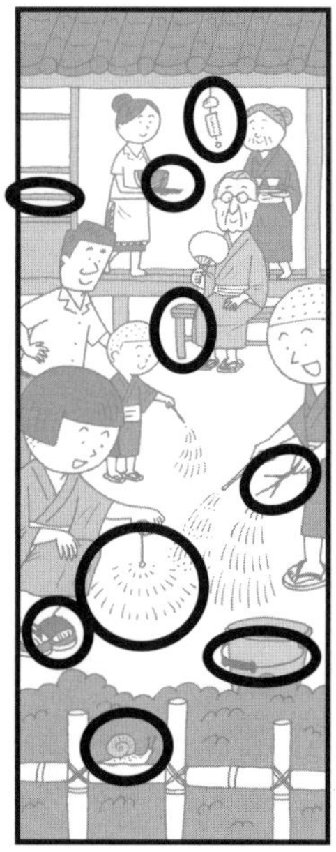

28 井戸水で冷えたスイカ

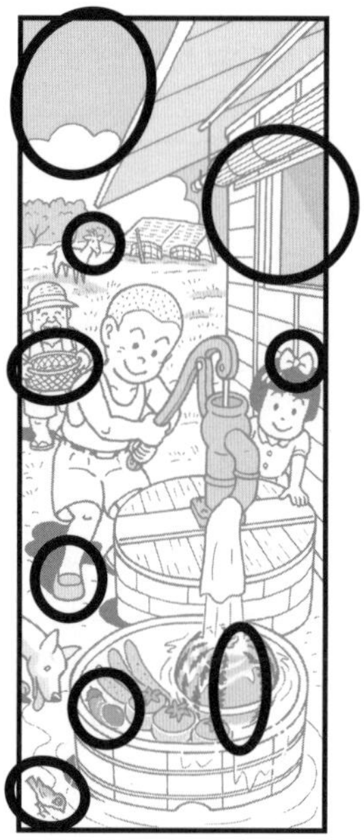

29 登山ブーム

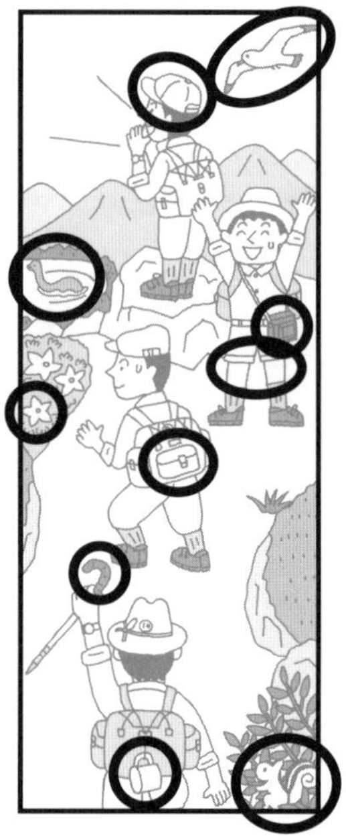

30 駄菓子屋さん

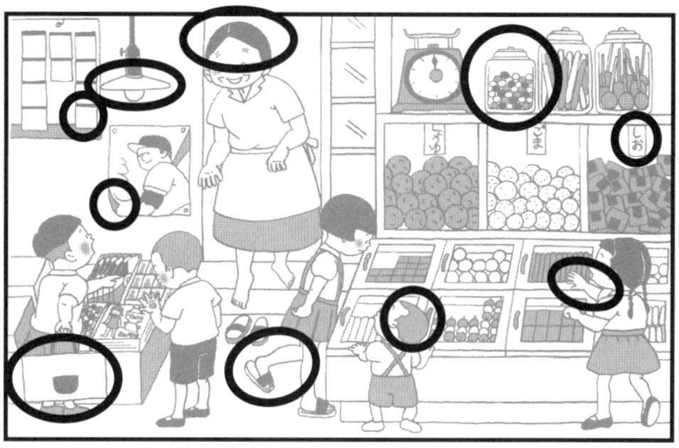

31 東京タワーとオート三輪

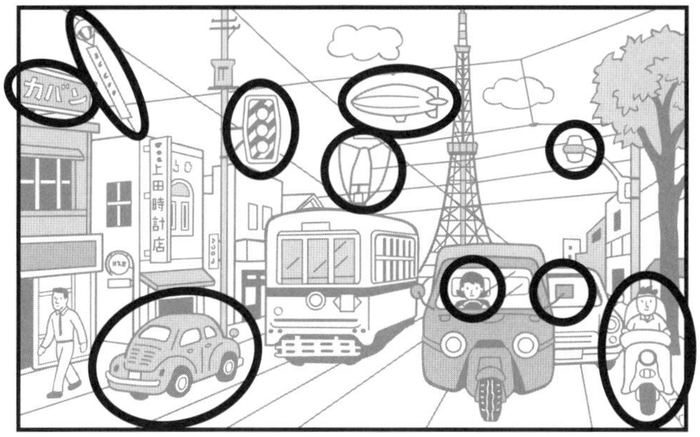

32 土管のある広場

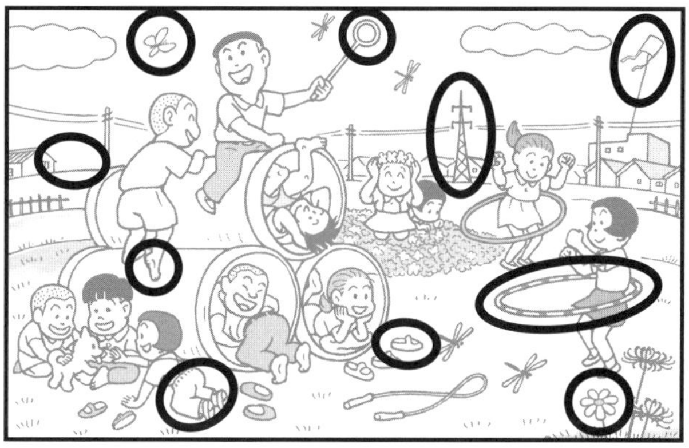

33 敬老の日

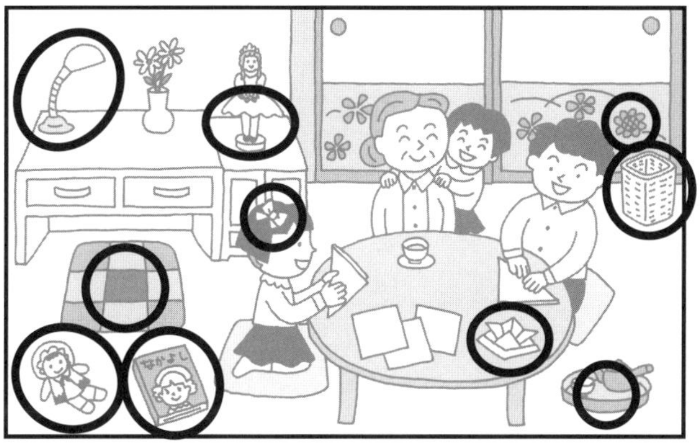

34 ジャズ喫茶

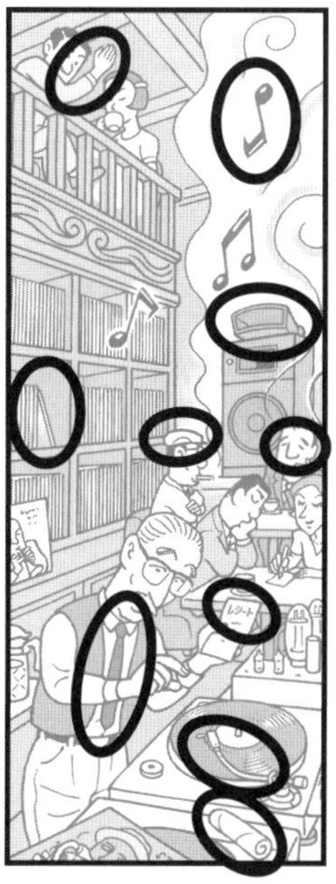

35 東京五輪（昭和 39 年）

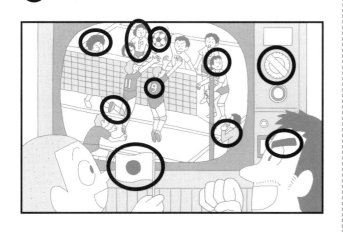

㊱ 七輪でさんまを焼く

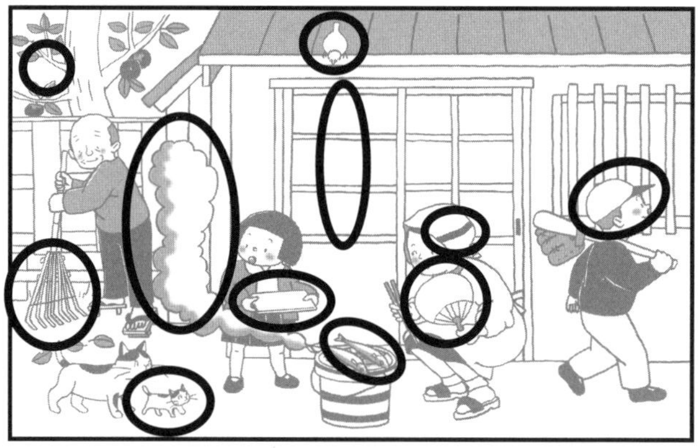

㊲ 運動会の徒競走

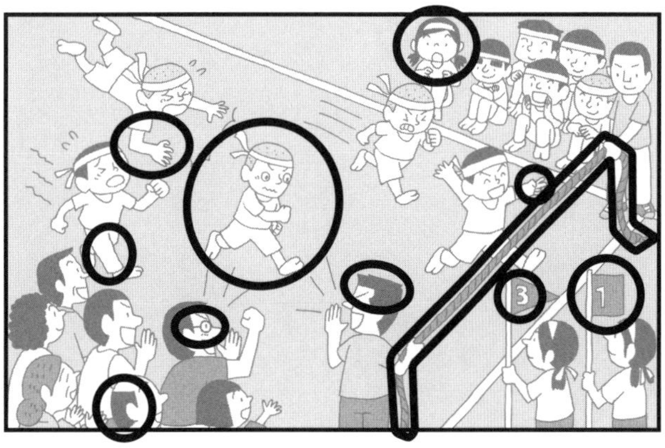

㊳ 御用聞きのお兄さん

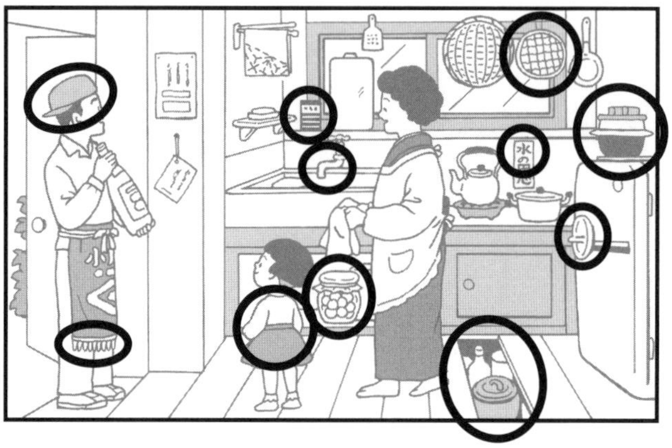

㊴ 駅員さんの切符切り

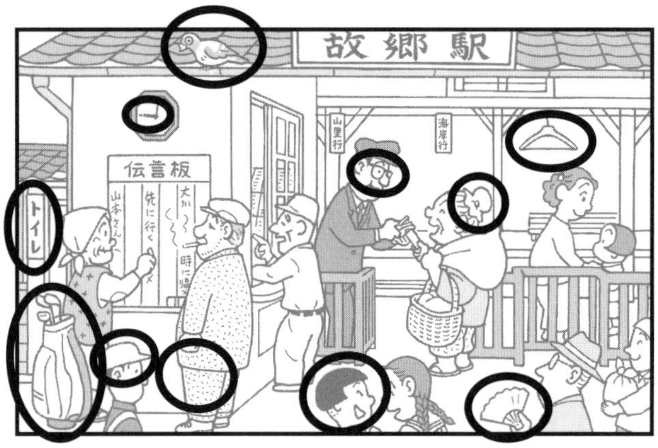

㊵ 木造校舎の小学校

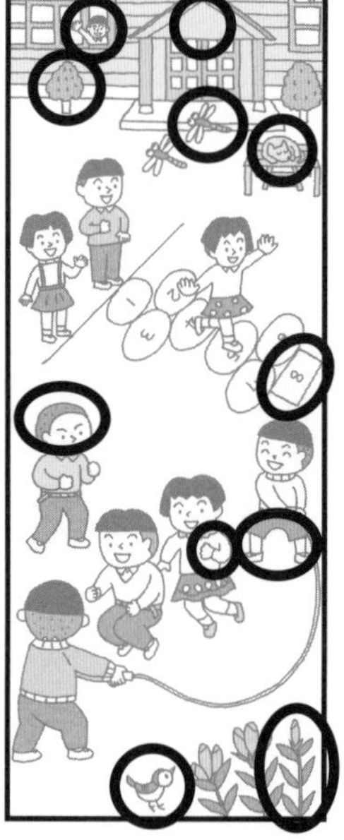

㊶ ソバ屋さんの出前持ち

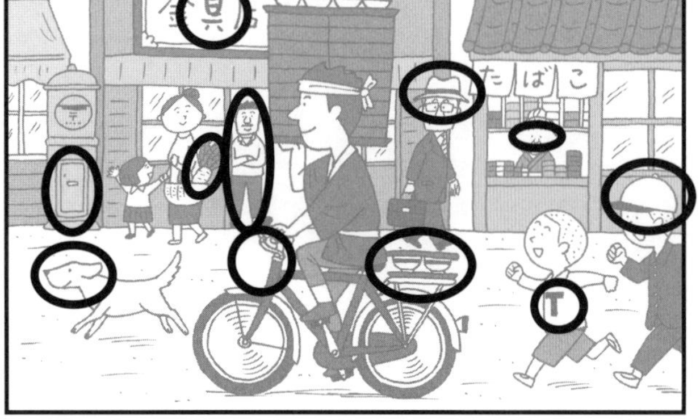

❹❷ 夕食のお買い物

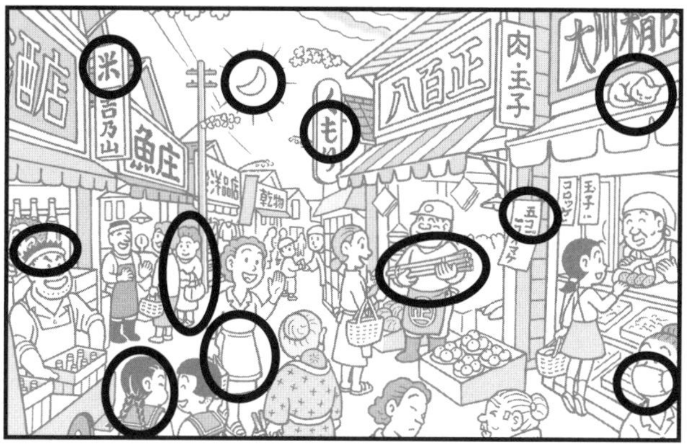

❹❸ 回覧板をお隣に

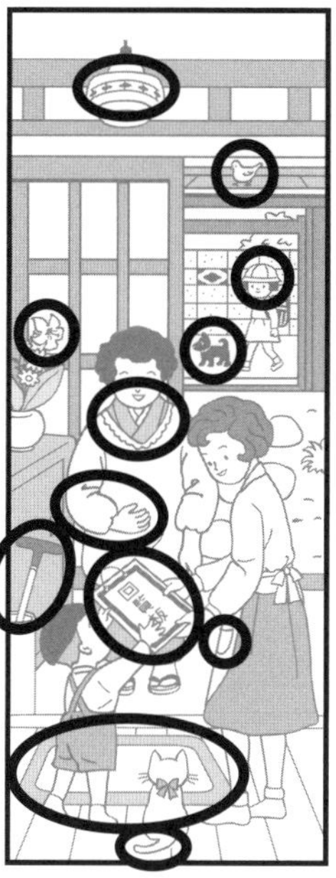

❹❹ 証券取引所の場《ば》立《た》ち

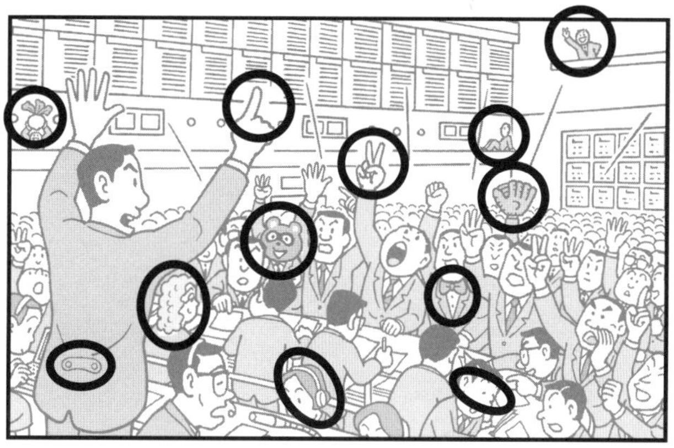

❹❺ 丸型ポストと郵便屋さん

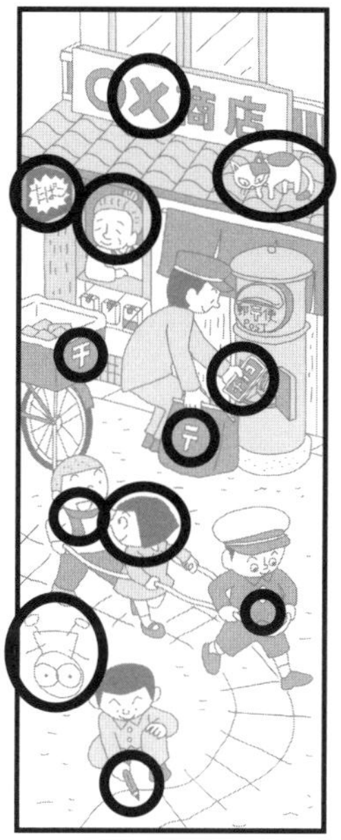

❹❻ お父さんとお風呂

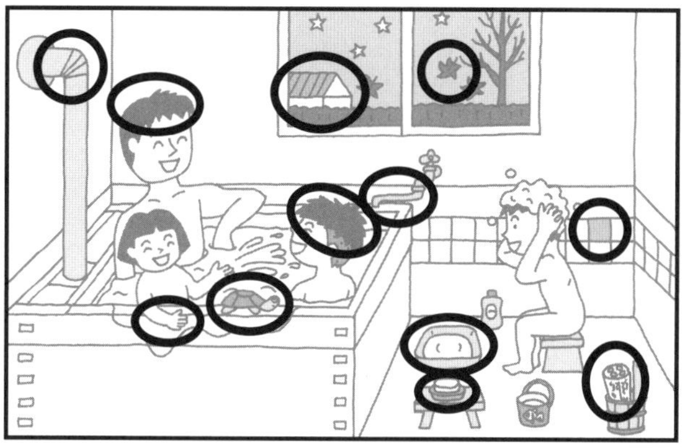

❹❼ 七五三でお参りに

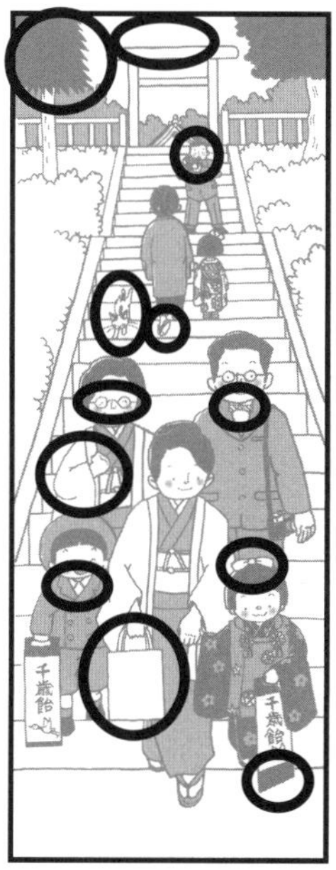

48 酉《とり》の市《いち》

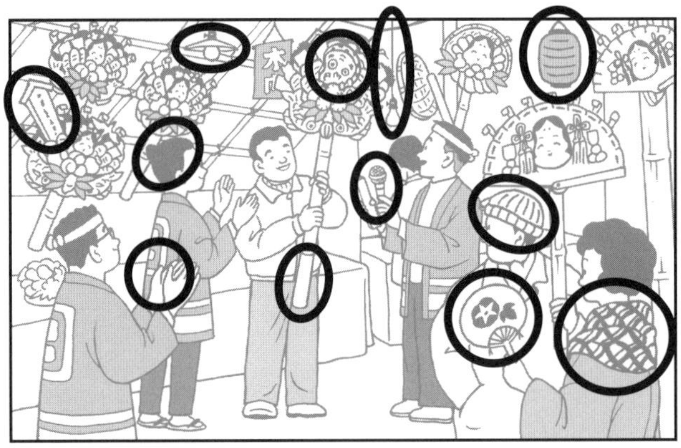

49 家族総出で年末の大掃除

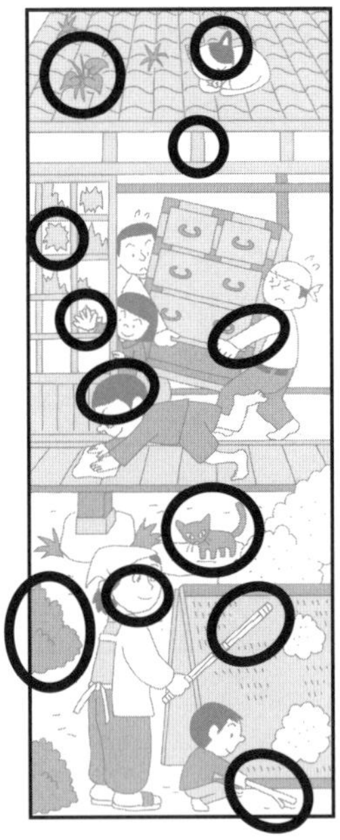

50 大晦《おおみそ》日《か》

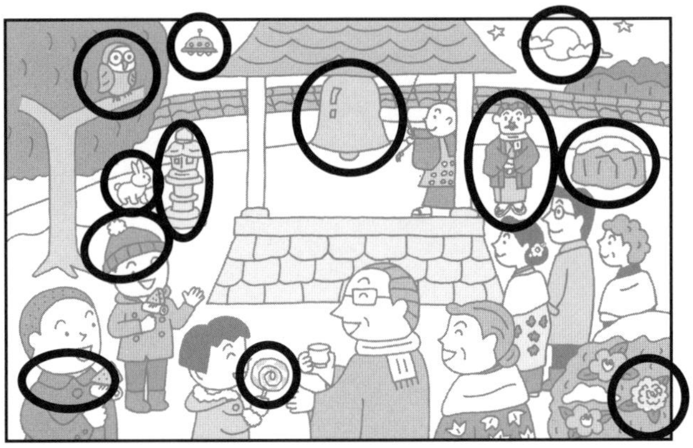

レクリエブックス
脳トレ・介護予防に役立つ

まちがいさがし 昭和の思い出編

発行日　2019年11月30日　初版第1刷発行
　　　　2024年 9 月10日　　　第6刷発行

発行者　駒田浩一
発行　株式会社ワンダーウェルネス
発行・発売　株式会社世界文化社
〒 102-8194
東京都千代田区九段北 4-2-29
電話　編集部 03-3262-3913
販売部 03-3262-5115
印刷・製本　TOPPAN クロレ株式会社

表紙デザイン　飯山佳子（BAD BEANS）
本文デザイン　オフィス 303
パズルイラスト　今井雅巳（P11、P18、P28、P33、P37、P39、P44、P47、P49）
おぜきせつこ（P8、P13、P23、P25、P31、P36、P43、P48、P53）
杉原知子（P10、P12、P20、P22、P35、P41、P52）
中村知史（P7、P14、P16、P21、P26、P30、P32、P46）
堀江篤史（P17、P19、P29、P40、P42、P50、P54）
若泉さな絵（P6、P9、P15、P24、P27、P34、P38、P45、P51、P55）

編集　オフィス 303
校正　株式会社円水社
製版　株式会社明昌堂
企画編集　野見山朋子

ISBN　978-4-418-19230-4
落丁・乱丁のある場合はお取り替えいたします。定価はカバーに表示してあります。